Knaur
MensSana

Von Gisela Elisabeth Geiger
sind bei Knaur außerdem erschienen:

Die Schüssler-Mineralsalze
Schüsslersalze für Kinder

Über die Autorin:

Gisela Elisabeth Geiger wurde 1937 in Stuttgart geboren. Sie ist diplomierte Kosmetikerin und Visagistin und hat eine Ausbildung als Heilpraktikerin. Seit vielen Jahren arbeitet sie in beiden Berufsfeldern mit den verschiedensten alternativen Behandlungsmethoden, sie macht Beratungen und hält Vorträge und Seminare.

Gisela Elisabeth Geiger

Gesund und strahlend schön mit Schüsslersalzen und Vitaminen

Mit dem
28-Tage-Schönheits-Programm

Knaur
MensSana

Besuchen Sie uns im Internet: www.droemer-knaur.de
Alle Titel aus dem Bereich MensSana finden Sie im Internet
unter www.knaur-mens-sana.de

Überarbeitete und erweiterte Neuausgabe Mai 2005

Umschlaggestaltung: ZERO Werbeagentur, München
Umschlagabbildung: Zefa / Masterfile
Satz: Barbara Rabus
Druck und Bindung: Clausen & Bosse, Leck
Printed in Germany
ISBN-13: 978-3-426-87256-7
ISBN-10: 3-426-87256-0

2 4 6 5 3

An der Wiege der Schönheit
steht die Gesundheit Pate,
sie ist es, die uns Glanz und Kraft,
vor allem aber Bestand verleiht.

All den Freunden und meinen Kindern,
die zum Gelingen dieses Buches beigetragen haben,
möchte ich von Herzen danken.

Inhalt

Vorwort

Liebe Leserin, lieber Leser,

dieses Buch ist der Schönheit gewidmet und behandelt in erster Linie Krankheiten, die sich äußerlich manifestieren. Die Schlussfolgerung lautet: Wie innen, so außen, und damit gilt, dass Gesundheit gleich Schönheit bedeutet. Nichts in unserem Leben beeinflusst unser Selbstbewusstsein und unser Selbstwertgefühl in so hohem Maße wie unser Aussehen. Ganz unbewusst setzen wir Maßstäbe (oder lassen sie setzen!), die wir oft nicht erfüllen können. Bereits als Kind erfährt man durch die Äußerungen der Erwachsenen, welche Attribute unser Ansehen heben oder zunichte machen.
Wenn man dann in die Pubertät kommt, fängt man damit an, die eigenen so genannten Mängel zu verstecken oder irgendwie zu kaschieren, z. B. mit Kleidung und Make-up. So mancher junge Mensch wurde durch sein Bestreben, es den täglich durch die Medien geisternden »Vorbildern« gleichzutun, krank, etwa durch Bulimie, Magersucht und Drogen. Die Folgen sind oft irreparable Schäden. Diese jungen Menschen scheinen nicht zu begreifen, dass sie ein Individuum sind mit einmaliger Genetik und einem nur ihnen eigenen Stoffwechselsystem und dass dieser Umstand eine auf sie passende Lebensweise erforderlich macht.

Der Leidensweg junger Menschen, die zum Beispiel unter Akne leiden, dauert oft Jahre, und es wird das ganze junge Leben davon beeinflusst.
Sie ziehen sich zurück und entsagen so manchen gemeinsamen Unternehmungen mit Freunden. Die Angst vor Ablehnung ist allgegenwärtig und begrenzt die Freude am jungen Lebensstil und den Enthusiasmus. Vor allem die Partnersuche wird meist zaghaft und mit wenig Selbstvertrauen angegangen und ist oft voller Enttäuschungen.
Aber nicht nur im Freundeskreis wird der Rückzug angetreten, sondern auch im beruflichen Umfeld. Die Betroffenen stellen sich meist nach außen schwach und zurückhaltend dar, obwohl ein klares Bewusstsein über die eigenen Fähigkeiten besteht. Aber sie können sowohl im wörtlichen als auch im übertragenen Sinn »nicht aus ihrer Haut«!
So ist es mir seit langer Zeit ein Anliegen, all denjenigen mit meinen Erfahrungen als Kosmetikerin (einer meiner Berufe seit mehr als 25 Jahren!) und aus meiner Ausbildung als Heilpraktikerin, die ich gesammelt habe, zu helfen – und zwar sofort und dauerhaft.
Die in diesem Buch vorgeschlagenen Behandlungen mit Mineralsalzen als tragende Säule der Gesundheit sind völlig frei von Nebenwirkungen und können über Jahre hinweg durchgeführt werden.
Darüber hinaus habe ich meine Vorschläge mit Mineralsalz-Behandlungen durch Vitamin-Einnahmen und andere passende Maßnahmen ergänzt, die der Heilung und Verbesserung des Aussehens dienen und besonders im Zusammenklang gute Ergebnisse zeigen.

Die Wirkung der Mineralsalze besteht darin, dass sie dem Körper durch den homöopathischen Anstoß Signale für die Produktion der notwendigen, aus der Nahrung zugeführten Minerale geben. Sie rufen die Selbstheilungskräfte auf den Plan und wirken aufbauend auf das gesamte Organsystem, wenn es Hilfe braucht.

Die Vitamine sind natürlich ebenso unerlässlich wie die Minerale, jedoch sind sie etwas »schnelllebiger«, und die meisten von ihnen müssen täglich zugeführt werden. Die Minerale hingegen besitzen eine höhere Langzeitwirkung und werden nicht so schnell »aufgebraucht«, es sei denn durch Überbeanspruchung wie beispielsweise beim Hochleistungssport.

Nun sollte man ja denken, dass man alles mit der Nahrung bekommt, was für die Gesundheit notwendig ist. Dem ist auch so, solange man eine ausgewogene Vollwertkost genießt. Nach schwerer Krankheit jedoch oder wenn über längere Zeit eine einseitige, an echten Nährstoffen arme Ernährungsweise stattgefunden hat und Unstimmigkeiten in der Gesundheit aufkommen, dann ist die Zeit der Supplementierung, d. h. der zusätzlichen Einnahme von Mineralen und Vitaminen gekommen, um den Körper wieder aufzubauen.

Trotz der hohen Wirkkraft von Mineralsalzen und Vitaminen bleibt eine natürliche Lebensweise für die Gesundheit unerlässlich. Konkret bedeutet dies eine ausgewogene vielseitige Ernährung, täglich genügend Bewegung an der frischen Luft, etwas Sport und eine positive Einstellung zum Leben.

Beginnen Sie jeden Tag neu, denn er soll sich aus dem,

was ist, formen. Wir sind das Ergebnis gemachter Erfahrungen und handeln dementsprechend.
Machen Sie sich frei von vernichtenden Vorwürfen und Schuldgefühlen, werfen Sie alte Muster von gestern über Bord, und beginnen Sie hier und heute, sich mehr zu lieben und zu verwöhnen – in körperlicher, geistiger und seelischer Hinsicht.
Die in diesem Buch beschriebenen Behandlungen beinhalten verwöhnende Pflegemöglichkeiten für die Entspannung und Schönheit und sollen Ihnen die Wertschätzung Ihres Körpers nahe bringen und Ihrer Psyche auf die Sprünge helfen.
Die Vorgehensweise ist einfach und angenehm und vermittelt ein Gefühl, mit der Natur verbunden zu sein. Hören Sie genau auf Ihre Körpersignale, und es wird Ihnen leicht fallen, die für Sie richtigen Mittel anhand des vorliegenden Titels oder auch meines Buches »Die Schüssler-Mineralsalze« herauszufinden.
Viel Spaß beim Lesen und In-die-Tat-Umsetzen!

Gisela Elisabeth Geiger

Typische Krankheiten und ihre Ursachen in unserer Zeit

Auf die richtige Ernährung kommt es an

Wenn wir zurückschauen, fällt uns auf, dass heute »gängige« Krankheiten und deren Bezeichnungen kaum oder gar nicht auftraten. Das Leben gestaltete sich anders, und entsprechend anders waren auch die Krankheiten. In der heutigen Zeit sind Stress, Bewegungsmangel, ständige Reizüberflutung durch Medien und Computerarbeit, übermäßiger Ess- und Trinkgenuss sowie eine große Bereitschaft zur Einnahme von pharmazeutischen Medikamenten zum normalen Lebensstil geworden. Diese Faktoren unseres täglichen Lebens beeinflussen, oft in unvorhersehbarer Weise, unsere Gesundheit. Noch nie hat es weltweit beispielsweise so viele Allergien gegeben wie jetzt. Von den ganzen »Mode-Krankheiten« wie Verpilzung, Herzinfarkt, Schlaganfall, zunehmende Fälle von Alzheimer-Krankheit bereits bei jüngeren Menschen ganz zu schweigen.

Bis das Körpersystem zusammenbricht, können Jahre vergehen, aber die Signale, die der Körper uns schon lange vorher gibt, gerade bei Allergien, sollten ernst genommen und beim ersten Auftreten behandelt werden bis zur völligen Heilung.

Was die Gesundheit betrifft, kann eine Weiterentwicklung

der oben geschilderten Verhaltensweise nur vermieden werden, wenn wir uns unseres Körpers und wie wir mit ihm umgehen, deutlicher bewusst werden.
Was kann ihn mehr beeinflussen als das, was wir ihm täglich mit der Ernährung zuführen und was wir ihm an Bewegung, Entspannung und frischer Luft zukommen lassen – und natürlich der psychisch-seelische Einfluss, auf den ich später noch zurückkommen werde.
Wenn wir mehr darauf achten, was wir aus dem enormen Warenangebot zur gesunden Ernährung und nicht nur zum Genuss auswählen und wie viel wir essen und trinken, dann wird mit der Zeit das Bewusstsein und das In-sich-Hineinhorchen und die Wahrnehmung unserer Körpersignale wachsen. Dann werden wir unseren Körper und seine Fitness genießen können.
Heutzutage wird unter Lebensqualität das Schlemmen, viel Urlaub in der Sonne und Bequemlichkeiten mit dem Auto und stundenlanges Fernsehen verstanden. Um sich das alles leisten zu können, braucht man einen Job, der meistens mit großem Stress oder ungesunden Umständen (z. B. den ganzen Tag sitzen, meist am Computer) verbunden ist.
Das Wohl und Wehe des Körpers, das heißt der Gesundheit, wird übergangen und etwaige Gewissensbisse über Fehlverhalten werden verdrängt.
Die »Unpässlichkeiten« wie Fettleibigkeit, Völlegefühl und was daraus alles entstehen kann, nimmt man mehr oder weniger in Kauf. Man kann ja dann ins Fitness-Studio gehen, das einem für viel Geld die Pfunde wieder ganz spielend abnimmt!

Weniger essen verringert Krankheiten und Alterung

Sehr wahrscheinlich ist es so, dass unser Körper mit der Hälfte der Nahrungsmenge, die wir heute zu uns nehmen und als normal empfinden, auskommen und gesünder sein würde. Eine verminderte Kalorienzufuhr und trotzdem gute Ernährung ist das Ziel.

An der Columbia Universität in den USA wurde erforscht, dass sich bei einer lebenslangen Kalorienverminderung um ein Drittel das Auftreten degenerativer Erkrankungen verringert und das Leben verlängert. Bei den Studien wurde lediglich die Kalorienzufuhr reduziert. Vitamine und Mineralstoffe wurden dagegen reichlich gegeben.

Der übersättigte Zustand, den wir fast täglich erleben, macht uns in unserem Innersten unglücklich, nur der uns eigene Verdrängungsmechanismus lenkt vom eigentlichen Geschehen ab und lässt uns wie gehabt weitermachen, bis der erste ernsthafte Gesundheitseinbruch stattfindet. Doch viele werden auch dann noch nicht wach und erwarten von den Ärzten, das zu heilen, was sie über Jahre mit ihrem übermäßigen Lebensstil verursacht haben. Und die Ärzte werden dafür verantwortlich gemacht, wenn es nicht bald wieder besser geht, obwohl sich der eigene Lebensstil nicht ändert.

Dass diese Vorgänge im äußeren Erscheinungsbild zu Tage treten, ist nur logisch. Psychosomatische Zusammenhänge fordern ebenfalls ihren Tribut. Man ist nicht mit sich einig – und das zeigt sich in vielen Variationen wie Allergien, schlechter Haut, labilem Kreislauf, Nervosität und Herzrasen, Magenschmerzen, Verstopfung und Durchfall, Schlafstörungen und Depressionen. Mit keiner Medizin

oder Chemie dieser Welt kann man heilen, was mit übermäßigem Ess- und Trinkgenuss sowie mangelnder Bewegung angerichtet wird.
Ebenso katastrophale Folgen hat der Vorgang, sich halb zu Tode zu hungern, um eine Modefigur zu erlangen. In beiden Fällen entsteht ein enormes Defizit an lebens- und gesund erhaltenden Mineralen und anderen Stoffen.

Nahrungsergänzungsmittel allein genügen nicht

Es ist nun nicht damit getan, im alten Muster weiter zu leben und jede Menge Mineralsalze und Vitamine zu schlucken. Eine Grundvoraussetzung für die Wirkung von eingenommenen Nahrungsergänzungsmitteln ist, dass durch die Nahrung die Basis für die Verwertung und Bioverfügbarkeit der zugeführten Mittel geschaffen wird. Alle in unserem Körpersystem lebensnotwendigen Stoffe sind aufeinander angewiesen und in ihrer Wirkungsweise voneinander abhängig. Dieser Umstand macht wiederum klar, dass eine vielseitige und abwechslungsreiche, jedoch kalorienarme Ernährung die Voraussetzung für die Gesunderhaltung und bei Krankheit zur Genesung ist.
Gegen einen halben Zentner Übergewicht können eingenommene Minerale und Vitamine nun mal nicht gewinnen! Wenn ständig falsche Nahrungsstoffe zugeführt und die Körperkräfte dafür aufgebraucht werden, sich mit überflüssigen Pfunden herumzuschlagen, damit Organe und Kreislauf einigermaßen funktionieren, ist die Wirkung des falschen Essens und des Übergewichts weit größer als die eingenommenen Mineralsalze und Vitamine.
Also sollten sich übergewichtige Menschen zunächst wahr-

haftig zum Gewichtsverlust, zu einer gesünderen Ernährungsweise und einem liebevolleren Umgang mit dem eigenen Körper entschließen. Lernen Sie, Ihren Körper zu lieben, das Haus, in dem Sie wohnen, zu schätzen, denn es ist der Tempel Ihrer Seele.
Übrigens: Durch die Zufuhr einer vitamin- und mineralstoffreichen Kost tritt nicht mehr so viel Hunger auf!

Die Macht Ihrer Gedanken

Mit dem Entschluss, ungute Gewohnheiten abzuschaffen, bauen Sie Ihre Psyche auf, und Sie werden das Gefühl eines neuen Lebens, einer neuen anderen Lebensqualität haben, die Sie stolz und glücklich machen wird.
Beobachten Sie Ihre Gedankenwelt, denn sie formt unser Antlitz und gibt ihm sein persönliches Gepräge. Unsere Gedanken bestimmen Gebärde, Gestalt und Haltung des ganzen Körpers. Die Gesetze der Schönheit und der vollendeten Gesundheit sind identisch. Beide hängen von unserem Gemütszustand ab, das heißt von der Beschaffenheit des Gedankenflusses, der am häufigsten von uns zu anderen und von anderen zu uns strömt. Wenn wir diese gewaltige Macht der Gedankenströme vergeuden durch Ignoranz und Unwissenheit, dann resultiert daraus ganz gewiss uns und anderen Schaden.

Was Sie ausstrahlen, ziehen Sie an

Wer den größten Teil seines Lebens gewohnheitsmäßig klagt und jammert und sich in dieser Stimmung auch

noch wohl fühlt, vergiftet sein Blut, ruiniert die Gesichtszüge und seinen Teint und zieht unweigerlich seinesgleichen aus der Umgebung an sich.
Laden Sie Ihren Geist mit konstruktiven, positiven Gedankenströmen auf, dann werden Sie deutlich mit den spirituellen Kräften kommunizieren und ein Wohlgefühl ernten. Und: Was Sie ausstrahlen, ziehen Sie an.
Ein integerer und liebevoller Umgang mit der Arbeit sowie den anderen alltäglichen Dingen des Lebens bringt Sie in einen Zustand des inneren Friedens. Gönnen Sie sich Phasen der Ruhe und der inneren Einkehr. Hetze und Mühen um den Gelderwerb sind weder eine kranke Seele noch einen kranken Körper wert. Letztendlich entspringt jeder Defekt an unserem Körper einer seelischen Not. Das äußere Erscheinungsbild offenbart schonungslos, was in unserer Gedankenwelt und somit in unserem Körper los ist.

Übernehmen Sie Verantwortung für sich selbst

Zur Körperpflege und diesem Lernprozess gehört auch, sich mit der Art und Wirkung von Medikamenten genau auseinander zu setzen, die Ihnen ein Arzt verschreibt. Machen Sie sich selbst so kundig wie möglich, um in der Lage zu sein, für sich selbst und die eigene Gesundheit Verantwortung zu übernehmen. Befragen Sie Ihren Arzt genau nach den möglichen Nebenwirkungen, die im Beipackzettel der Arzneien aufgelistet sind und oft wie eine Horrorstory klingen. Er muss Ihnen gewissenhaft Auskunft darüber geben, wenn Sie darauf bestehen. Auch Bücher klären über diese Fragen auf, die es zahlreich zu allen Themen gibt.

Ich empfehle nicht, die Ratschläge von Schulmedizinern grundsätzlich abzulehnen, sondern vielmehr selbst als mündige Person bestimmte chemische Stoffe und Behandlungsvorgänge zu hinterfragen.
Es zeichnet sich in den letzten Jahren ein deutliches Interesse an alternativen Heilmethoden in der Bevölkerung ab. Nicht zuletzt häufig aus Enttäuschung über die herkömmlichen Behandlungsmethoden. Enthaltene Pharmaziegifte in Medikamenten lösen bereits die nächste Krankheit aus, während der Körper mit der Heilung der akuten Erkrankung beschäftigt ist, gegen die das Medikament verschrieben wurde. Das macht am Ende nur einen stark: die Pharmaindustrie. Informieren Sie sich über gesündere, natürliche Heilmethoden. Das Angebot an Seminaren und guten Büchern war noch nie so groß wie heute.

Pilzerkrankungen – ein wachsendes Übel

Zum Thema Nebenwirkungen von Medikamenten und schlechter Ernährungsweise möchte ich noch ein paar Worte zu einem Phänomen sagen, unter dem heute Millionen von Menschen leiden und das in beängstigender Geschwindigkeit zunimmt: Pilzerkrankungen (Mykosen).
Jahrelange Beobachtungen zeigen, dass in einem übersäuerten Darmmilieu, das u. a. durch zu viel Süßigkeiten und Weißmehl entsteht, die im Darm angesiedelten lebensnotwendigen Bakterien völlig aus dem Gleichgewicht geraten, vor allem wenn Antibiotika eingesetzt wurden.
In erster Linie werden Darmbakterien dabei vernichtet, die

die lebensnotwendigen B-Vitamine produzieren und viele andere Stoffe bearbeiten. Der normalerweise im Darm anwesende Hefepilz Candida albicans kann sich durch das Absterben anderer Bakterienstämme, die für das Gleichgewicht sorgen, so stark vermehren, dass er zur gesundheitlichen Gefahr wird.
Ein Drittel der Gesamtbevölkerung der westlichen Industrienationen leidet nach Aussagen von Experten und Forschern an den Folgen von Candida albicans und anderen Pilzerkrankungen, die zum Teil noch lange nicht alle bekannt sind.
Bei einem schlechten Immunsystem können Pilze auswuchern und sich nicht nur im Darm ausbreiten, sondern durch die porösen Darmwände gelangen und in die inneren Organe wie z.B. in die Lunge, die Nieren und Blase und das Herz vordringen. Zudem werden meistens Haut und Schleimhäute (Nebenhöhlen, Ohren, Mandeln, Genitalien) befallen. Einmal entstanden, können diese Erkrankungen mit herkömmlichen Arzneien häufig nie vollständig geheilt werden.

Mykosen als Ursache zahlreicher Erkrankungen

Die Reichweite der durch Pilze verursachten Krankheiten (bis hin zu Krebs) ist immens. Außer den bereits erwähnten Erkrankungen gehören hierzu auch Neurodermitis, eine Verminderung der Sehkraft, Beeinträchtigung der Libido, Schmerzen in Gelenken und Gliedmaßen, ständige Nebenhöhlenerkrankungen (Sinusitis) und Erkältungserscheinungen, Heuschnupfen, Asthma, Rheuma, Harnwegsinfekte, Übelkeit, Erbrechen, Durchfall, starke Blähungen,

Verstopfung, allgemeine Lustlosigkeit, Müdigkeit, Abgeschlagenheit und blasses, ungesundes Aussehen, schlechte Haut und Haare, Geschwüre in Magen und Darm, Gastritis, Ohrenschmerzen, Meningitis, Blutzuckerschwankungen, schlechtes Gedächtnis und Unmut, Herzrhythmusstörungen, Menstruationsbeschwerden und weitere Frauenkrankheiten, Schwangerschaftsbeschwerden, Sterilität bei beiden Geschlechtern, Prostata-Erkrankungen, Migräne, Kopf- und Gelenkschmerzen und in vielfältigster Form Allergien, die sich häufig als Hautkrankheiten, Erstickungsanfälle nach dem Genuss bestimmter Nahrungsmittel und Dauerschnupfen äußern.

Bei Frauen wird eine Mykose oft zuerst als Scheidenpilz bemerkt.

Da der Pilz stark stoffwechselt und so etwa hundert verschiedene Toxine produziert, kommt es zu größten Belastungen für den Körper, in erster Linie für die Leber, die die körpereigenen Heilprozesse blockieren.

Die Schulmedizin scheint das Ausmaß und die Ursache der Krankheiten zu verkennen. Es wird zwar ein erkranktes Organ behandelt, jedoch kaum nach der Krankheitsursache gefragt oder geforscht. Das führt unweigerlich zu Fehldiagnosen.

Umso mehr ist der Patient gefordert, eigenverantwortlich zu handeln. Es ist nicht ganz einfach, eine Pilzerkrankung klar zu diagnostizieren, da die mikrobiologischen Stuhluntersuchungen keine unbedingte Gewissheit bringen. Wenn jedoch die Symptomatik (wie z. B. die oben erwähnten Krankheiten) deutlich und nach längerer Behandlung mit den verschriebenen Mitteln vom Arzt anhält, sollten auf jeden Fall Maßnahmen gegen eine eventuell vorhandene Pilzinfektion ergriffen werden, zumal eine Behandlung der Gesundheit auf jeden Fall dienlich ist, auch wenn kein Pilz vorhanden wäre! Es geht darum, den Körper zu entgiften und unzähligen Krankheiten den Nährboden zu entziehen.

Alle diese Erkenntnisse führen zu der logischen Überlegung, dass die Entgiftung des Körpers, der Wiederaufbau gesunden Blutes und die Stärkung des Immunsystems im Vordergrund einer Behandlung stehen müssen. Wenn diese mit Mineralsalzen, ergänzt durch Vitamingaben, Kräutertees und bestimmte naturheilkundliche Produkte sowie eine geeignete Ernährungs- und Lebensweise durchgeführt wird, kann die Heilung stattfinden und die normale, d. h. eine gesunde kraftvolle Kondition, bald wieder erreicht werden. Es mobilisieren sich die Entgiftungs- und Selbstheilungskräfte im Organismus, die körpereigene Abwehr wird gestärkt, und das Blut wird gereinigt. Wenn Sie sich also zu einem »Frühjahrsputz« entscheiden sollten, finden Sie im 28-Tage-Schönheitsprogramm ab Seite 76 wertvolle Hinweise.

Was sind Schüssler-Mineralsalze und welche Bedeutung haben sie für Schönheit und Gesundheit?

Dr. med. Wilhelm Heinrich Schüssler (1821–1898) begründete nach jahrelanger Forschung und Beobachtung seiner Patienten die Mineralstoffkunde und nannte sie »Biochemie«.

Basierend auf der Homöopathiekunde entwickelte er eine Heilweise mit Mineralstoffen, die er auch Lebens- oder Blutsalze nannte und von denen er behauptete, dass er allein mit diesen zwölf Mitteln seine Patienten erfolgreich behandeln könne. In Zusammenarbeit mit dem berühmten Zellforscher Rudolf Virchow (1821–1902), der die biochemischen Zusammenhänge im menschlichen Körper durch seine Forschung an der Zelle genau darstellte, wurde die Wichtigkeit der richtigen Mineralsalzversorgung für die Gesundheit der Zelle und des Blutes erkannt.

Virchow fand heraus, dass die Zelle aus drei Materien besteht, die sich in ihre perfekt ausgewogenen Anteile von Wasser, organischen und anorganischen Substanzen aufteilen. Das Leben einer Zelle ist von kurzer Dauer, und Millionen davon sterben fortwährend ab und werden vom Organismus durch neue ersetzt. Die Nahrung für diesen Vorgang kommt aus dem Blut. Deshalb ist es leicht vorstellbar, dass bei Mangelerscheinungen einer der lebensspendenden Substanzen dieser Erneuerungsprozess gestört wird und Krankheiten unterschiedlichster Art daraus resultieren.

Ein Mangelzustand eines oder mehrerer dieser lebensnotwendigen Minerale kann von ganz verschiedenen Ursachen herrühren: Verletzungen, falsche Ernährungsweise, die zu viele denaturierte und zu wenig naturbelassene Nährstoffe enthält, Entzündungsherde, chronische Krankheiten, Übersäuerung durch übermäßigen Genuss von Süßigkeiten, Soft-Drinks und Weißmehlprodukten.
Daraus entsteht eine Unterversorgung des Blutes an lebensnotwendigen Substanzen wie Mineralen, Vitaminen und Spurenelementen. Zellen und Gewebe bekommen nicht mehr die Nahrung, die für Entgiftungsvorgänge und eine gesunde Zellaktivität notwendig ist. Krankheiten sind dann nahezu unausweichlich. Auch können unsere unsichtbaren inneren Naturkräfte, die bis heute von der Wissenschaft nicht erklärt werden können, unseren Körper nicht gesund erhalten, wenn das Blut die lebensnotwendigen Stoffe für die Zellen nicht bereitstellen kann.
Die zwölf Schüssler-Mineralsalze stellen eine wunderbare Komposition dar, die mit den anorganischen Stoffen im menschlichen Körper übereinstimmt. Mineralsalze stellen die entgleiste Balance im Körpersystem wieder her, denn ihre Wirkungsweise basiert auf den Naturgesetzen. Sie sind für die gestörte Gesundheit, was Nahrung für einen Hungernden ist. Die Mittel sind völlig risikolos und ohne jegliche negativen Nebenwirkungen. Sie unterstützen außerdem jede andere medikamentöse Behandlung, da sie für eine bessere Blutqualität und stärkere Abwehr sorgen sowie Gesundheit und Wohlbefinden wiederherstellen.
Ohne diese Voraussetzungen ist eine natürliche Schönheit nicht denkbar, denn ob frühzeitige Faltenbildung, Akne

und Pickel, Mitesser und große Poren, zu trockene oder zu fettige Haut, Cellulite, Bindegewebsschwäche und Krampfadern, schlechte Haare und Nägel, allergische und andere Hautausschläge, Blässe oder starke Rötung – immer fehlen bestimmte Grundnahrungsstoffe für die Zelle.
An der Haut können wir erkennen, wie die innere Verfassung des Körpers ist, denn sie zeigt deutliche äußere Signale. Mit Mineralsalz-Behandlungen können genetische Schwächen und Veranlagungen positiv beeinflusst werden. Bereits im Kindesalter, spätestens jedoch in der Pubertät, kommen häufig die ersten Anzeichen der ererbten Mängel deutlicher zum Vorschein, die wir – bei guter Beobachtung – meist am äußeren Erscheinungsbild wahrnehmen können. Beispiele dafür sind Stoffwechselstörungen, schwaches Bindegewebe, Hautunreinheiten und Akne, schwache Zähne und Knochen, Fettleibigkeit, schwache Augen und Bronchien, Symptome in der Blutbeschaffenheit, Schwäche bestimmter Organe und so weiter. Wenn diese Krankheitsbilder bereits in Kindheit oder Jugend behandelt werden, sind größere Spätschäden meist zu vermeiden.
Noch eine abschließende Bemerkung: Die Schüssler-Mittel werden unterschiedlich genannt, wie zum Beispiel Mineralsalze, Mineralstoffe, Blut- oder Gewebesalze. In diesem Buch wird weitgehend der Begriff Mineralsalz verwendet.

Mineralstoffe und Vitamine

Als 1747 der britische Marinearzt Dr. James Lind vorschlug, Skorbut mit Orangen, Limonen und Gemüse zu heilen, verurteilten ihn seine Kollegen mit der Begründung, er beflecke den edlen Beruf der Medizin mit wertlosem Volkstum. Der Gedanke, Krankheiten mit Gemüse zu heilen, schien absurd. Nach weiteren 50 Jahren teilte die britische Marine ihren Seeleuten eine tägliche Ration Limonen gegen Skorbut und Lungentuberkulose zu. Erst 1928 wurde dann der wesentliche und heilende Bestandteil der Limone, das Vitamin C, von Albert von Szent-Györgyi isoliert.

Bis heute haben sich in gewissen wissenschaftlichen Kreisen Spott und Zweifel erhalten, wenn es zu Entdeckungen in der Ernährungswissenschaft und der Wichtigkeit natürlicher Nährstoffe für die Gesundheit kommt. Ähnlich war (und ist?) die Situation auch die Schüssler-Mineralstoffe betreffend. Auch die Homöopathie hat immer noch gegen Vorurteile anzukämpfen, und es wäre wünschenswert, alle gemachten Erfahrungen und Erkenntnisse zum Wohl der Menschheit anzuerkennen und zu nützen.

Die auf dem Gebiet der Chirurgie schier unglaublichen Fortschritte und Erfolge sind in der modernen Medizin nicht mehr wegzudenken. Aber muss man deshalb an der Wirkung natürlicher Ressourcen auf die menschliche Ge-

sundheit zweifeln? Ist es nicht unsinnig, Unsummen von Geldern in komplizierte Technologien zu stecken und dabei so fundamental wichtige Bereiche wie die Ernährung zu vernachlässigen? Der Arzt sollte in seiner Sprechstunde in erster Linie auf diese Tatsache eingehen und seinen Patienten klarmachen, dass man ist, was man isst! Und dass dies im Körper zum Ausdruck kommt! Aber als Folge der langjährigen Vernachlässigung der Ernährungswissenschaften bei der Medizinerausbildung können die meisten Ärzte die Wichtigkeit der Ernährung für ein gesundes Leben, d. h. der richtigen Zufuhr von Mineralen und Vitaminen, nicht mehr erkennen. Das mangelhafte, unterernährende Essen in den meisten Krankenhäusern ist ein typischer Ausdruck für diese Ignoranz.
Es ist deshalb umso wichtiger, dass sich jeder Mensch, dem seine Gesundheit wichtig ist, selbst informiert und lernt, sich das höchste Gut zu erhalten.
Anhand des vorliegenden Titels sowie meines Buches »Die Schüssler-Mineralsalze – Das Praxisbuch zur Selbstheilung« können Sie die für Ihre Bedürfnisse und Krankheiten passenden Nährstoff-Formen, d. h. Mineralstoffe und Vitamine, herausfinden.
Bei der Einnahme von Vitaminen ist Folgendes zu beachten: Ein einzelner Stoff sollte in hoher Dosierung nur über kurze Zeit zur Heilung bzw. als prophylaktische Maßnahme in niedrigerer Tagesdosis für längere Zeit genommen werden. Da alle Nährstoffe interaktiv wirken und nur im Zusammenklang wirkliche Gesundheit bringen, ist eine ausgewogene Ernährung die tragende Säule, die eine Versorgung unseres Körpersystems in vollendeter Form bietet.

Die natürlichen Ressourcen von Mineralen und Vitaminen aus den Lebensmitteln ist die beste Art der Zufuhr, denn das Vitamin, das zum Beispiel aus dem Gemüse oder Getreide kommt, wird vom Körper auf jeden Fall am besten aufgenommen und verwertet. Wenn jedoch eine Krankheit aufgetreten ist, hat der Körper einen erhöhten Bedarf an bestimmten Mineralen und Vitaminen, der nicht immer mit der Ernährung gedeckt werden kann. Deshalb ist es zur Heilung nötig, diese zur Zeit der Krankheit und lange schon zuvor fehlenden Stoffe extra zuzuführen.
Bei den Schüssler-Mineralstoffen verhält es sich etwas anders, denn durch die Potenzierung (ähnlich wie in der Homöopathie) ist eine Überdosierung nicht gegeben. Deshalb können Sie ganz freizügig mit den Mineralsalzen umgehen und sie häufig und über einen längeren Zeitraum hinweg einnehmen, während bei Vitamingaben auf die Dosierung zu achten ist.
Vitamine und Mineralstoffe ergänzen sich ideal, und Sie können selbst entscheiden, Ihre Gesundheit zu erhalten bzw. wieder aufzubauen.
Selbstverständlich ersetzen die Hinweise in diesem Buch nicht den Arzt bei schweren Krankheiten, aber Sie erhalten wertvolle Hinweise, ohne die (meist giftigen) verschriebenen Medikamente selbst mit gesunder Ernährung sowie Zuführung von Mineralen und Vitaminen zu besseren Heilungschancen und Wohlbefinden zu gelangen.
Um die Mineralsalze in Typ und Dosierung richtig einsetzen zu können, lesen Sie bitte nach unter »Dosierungsvorschläge und Behandlungshinweise zu den Mineralsalzen« auf Seite 61.

Vitamine – der tägliche Bedarf

In der nachfolgenden Tabelle sind die lebenswichtigsten Vitamine aufgeführt. Bei vollwertiger Ernährung werden diese und viele andere lebensnotwendige Stoffe wie Minerale und Spurenelemente dem Körper in ausreichendem Maße zugeführt. Wenn eine Erkrankung entsteht, ist immer ein Mangel irgendeines oder mehrerer Stoffe vorhanden. Welcher dies ist, kann durch genaue Beobachtung der Symptome und anhand des Kapitels »Beschwerden und Erkrankungen von A bis Z« ab Seite 92 festgestellt werden.

Tagesbedarf an Vitaminen	
Vitamin A	1 mg
Vitamin B_1	10 mg
Vitamin B_2	10 mg
Vitamin B_3	50 mg
Vitamin B_5	20 mg
Vitamin B_6	20 mg
Vitamin B_{12}	20 µg
Vitamin C	1000 mg
Vitamin D	200 i. E.
Vitamin E	200 i. E.
Biotin	500 µg
Cholin	100 mg
Folsäure	200 µg
Inositol	100 mg
Selen	20–100 µg
Zink	12–15 mg

Quelle: Dr. Michael Colgan »Ihr persönliches Vitamin-Profil«

Bedenken Sie auch, dass manche Nährstoffe toxisch wirken können, wenn sie im Übermaß genommen werden. Beachten Sie dazu die anschließende nähere Beschreibung der Vitamine.

Wie bereits erwähnt, ist die Einnahme von Mineralsalzen unbedenklich, da sie potenziert sind und deshalb sehr milde wirken.

In dem Maße, wie sich Ihr Körper auf die Verbesserungen in seinen Funktionen einstellt, Mängel beseitigt und die Nährstoffe wirkungsvoller genutzt werden, ändert sich auch der Bedarf. Absorption, Verwertung und Produktion von Enzymen, die aus einer Einnahme von Vitaminen und Mineralen entstehen, sind noch nicht vollständig erforscht. Unter diesen Betrachtungen wird wiederum klar, dass die ausgewogene Vollwert-Ernährung der einfachste und sicherste Weg zur Gesundheit ist.

Solange man mit der Vollwertkost nicht fanatisch vorgeht, sondern sich ab und zu eine kleine Sünde leistet, worüber sich die Seele freut, tut man sich im Ganzen etwas Gutes. Durch übertrieben »vorschriftsmäßige« Vollwertkost kann es bei manchen Menschen sein, dass sie ihren Körper zu sehr sensibilisieren und er fortan auf jedes winzige Umweltgift aggressiv reagiert. Und den Giften, mit denen wir täglich konfrontiert werden, ob wir darauf achten oder nicht, können wir kaum gänzlich ausweichen; zumal sie auch nicht weniger werden. Da könnte es doch sein, dass ein winziges bisschen Gift hier und dort uns abhärtet und bis zu einem gewissen Grad immunisiert und sich unser Körpersystem daran gewöhnt, ohne zu erkranken?! Denn Gift ist bekanntermaßen eine Mengenfrage!

Mein Heilpraktiker-Lehrer pflegte zu sagen: »Essen Sie alles, aber von allem wenig!« Damit hatte er wohl Recht.
Ihr Körper wird Ihnen sagen, ob das, was Sie ihm geben, gut für ihn ist, und Ihnen mit Kraft, Energie, einem besseren Aussehen und mehr Lebenslust danken.
Denken Sie daran, dass Sie die Mittel freiwillig und auf eigenes Risiko nutzen und dass Sie im Krankheitsfall einen Arzt konsultieren, der in der Ernährungslehre und Naturheilkunde bewandert ist.

Vitamine – Wirkungsweise, Anwendungsbereiche und Vorkommen

Die Vitamine sind in zwei Gruppen eingeteilt:

- Wasserlösliche Vitamine sind alle B-Vitamine und Vitamin C. Die wasserlöslichen Vitamine werden im Körper nicht gelagert und bei Überdosierung wieder ausgeschieden. Deshalb müssen sie täglich ersetzt werden.
- Fettlösliche Vitamine sind die Vitamine A, D, E, F und K. Fettlösliche Vitamine brauchen Fett für ihre Aufspaltung und Annahme im Körper. Deshalb sollten diese Vitamine immer mit oder nach dem Essen eingenommen werden.

Was Vitamine zerstört

Vitamin A wird an der Luft zerstört. Deshalb sollten etwa Karotten erst kurz vor dem Essen zerkleinert werden.
Die B-Vitamine werden durch Licht und lange Kochzeiten zerstört.

Vitamin C geht verloren beim Einweichen von Gemüse und Früchten in Wasser, bei langem Kochen und wenn Früchte und Gemüse zu welken beginnen.
Vitamin E wird zerstört durch unorganisches Eisen. Deshalb sollten Eisensupplemente nicht zusammen mit Vitamin E eingenommen werden.
Die unter »Anwendungsbereiche« erwähnten Symptome sind meist verursacht durch einen Mangel an Mineralen und des jeweils betreffenden Vitamins.

Vitamin A (Retinol) und Provitamin A (Carotenoid)

Vitamin A sorgt für eine gesunde Haut und erhält die Schleimhäute und den Sehpurpur im Auge für das Sehen bei Nacht. Da es fettlöslich ist, kann es im Körper aufgebaut werden. Neueste Studien haben ergeben, dass eine Tagesmenge von mehr als 1 mg schädlich ist und sich die Knochendichte um 11 Prozent reduziert. Auch wird ein Missbildungsrisiko für das Kind von Schwangeren mit einer zu hohen Einnahme von Vitamin A in Verbindung gebracht.
Vitamin A kommt in Form von Retinol (nach der Retina des Auges benannt) und Carotenoiden (nach Karotten benannt, der reichsten Quelle) in verschiedenen Aktivitätsniveaus im Körper vor.
In der Apotheke sind Vitamin A (Retinol) und Provitamin A als getrennte Produkte erhältlich.
Anwendungsbereiche: Akne, Nachtblindheit; bei Lichtempfindlichkeit der Augen wird das spezielle Vitamin A, cis-Retinol, benötigt; bei trockenem und stumpfem Haar, Juckreiz auf der Kopfhaut, Schuppen, Haarausfall, brü-

chigen Nägeln, Mitessern, Hautunreinheiten, Furunkeln, Abszessen.
Vitamin A ist notwendig zum Knochenaufbau und für gesunden Zahnschmelz sowie zur Produktion von roten und weißen Blutkörperchen. Außerdem verzögert es Alterungsprozesse. Es ist besonders günstig, in diesem Fall gleichzeitig Vitamin E einzunehmen.
Vorkommen: in bester und reichster Form in Karotten, jedoch auch in allen gelben und gelb-roten Früchten und Gemüsesorten wie Aprikosen, Orangen, gelben Pfirsichen, Melonen, Squash, Kürbis und Mais.

Vitamin B_1 (Thiamin)
Vitamin B_1 erhält die Funktion des Nervensystems und den normalen Kohlenhydratstoffwechsel. Bei zu hoher Dosierung (über 1000 mg) sind keine toxischen Reaktionen bekannt, es kann jedoch zu erhöhter Harnausscheidung kommen. Da es wasserlöslich ist, muss es täglich zugeführt werden. Ein Mangel an Vitamin B_1 verlangsamt die Darmperistaltik, was zu Verstopfung und hartem, trockenem Stuhl und Hämorriden führt.
Übergewichtige Menschen haben ebenfalls häufig einen Vitamin-B_1-Mangel und ermüden schnell, atmen schwer und haben ein dauerndes Verlangen nach Süßigkeiten.
Anwendungsbereiche: Bei Nervenentzündungen; Appetitlosigkeit und Überempfindlichkeit sowie schlechtem Wachstum bei Kindern; für die Umwandlung von Blutzucker in Energie (wichtig für Hirn, Herz und Nerven); bei schlechter Verdauung sowie Verstopfung; Nervosität, Anspannung und Kopfschmerzen, Herzrhythmusstörungen.

Vorkommen: reichste Quellen sind Bierhefe und vollwertiges Getreide wie Weizenkeime; Erbsen, Bohnen, Eigelb.

Vitamin B2 (Riboflavin)

Vitamin B2 ist zur Erhaltung der Zellen und für den Energiestoffwechsel erforderlich. Es ist notwendig nach Operationen und Verletzungen zur Zellneubildung. Vitamin B2 ist nötig zur Umwandlung von Zucker und Kohlenhydraten in Energie. Es ist auch in höherer Dosierung nicht toxisch und wird zu einem Teil in der Leber und in den Nieren gelagert, und der Rest wird durch Schweiß und Urin ausgeschieden. Riboflavin färbt den Urin stark gelb, das ist jedoch harmlos. Es ist wasserlöslich und wird im Licht zerstört.

Anwendungsbereiche: Mundsoor, Fissuren und Brennen an den Lippen, Schluckbeschwerden, Lichtempfindlichkeit, Nachtblindheit, Seborrhö, Akne, Pickel, Erröten, Zittern, Gehbeschwerden, Schwindel, Glatzenbildung, geschwollene Augenlider, Augenrollen, Konjunktivitis, tränende Augen, verzerrtes Sehen, Brennen in den Augen, Apathie.

Vorkommen: Milch, Bier, Bierhefe, Blattgemüse, Kalbfleisch, Hühnchen, Aprikosen und Tomaten.

Vitamin B3 (Niacin, Niacinamid, Nikotinsäure)

Es ist in allen lebenden Zellen zu finden und ist Teil des Enzymsystems wie alle B-Vitamine. Hauptsächlich gelagert wird dieses Vitamin in der Leber, was bei Alkohol-Missbrauch und daraus entstandenen Leberschäden nicht mehr gewährleistet ist.

Vitamin B3 hat eine geringe Toxizität, jedoch verursacht

es manchmal bei Leuten mit Magengeschwüren oder Diabetes Nebenwirkungen; deshalb sollte vor der Einnahme ein Arzt befragt werden. Leichtes Kribbeln oder Hautrötungen können harmlose und schnell wieder verschwindende Erscheinungen sein. Das Präparat sollte Niacin und Niacinamid zu gleichen Teilen enthalten, um die beste Wirkung zu gewährleisten. Vitamin B_3 ist wasserlöslich.
Anwendungsbereiche: kleine Geschwüre in der Mundhöhle, zerklüftete Zunge, schlechter Atem, Anämie, Verdauungsstörungen aller Art, Darmentzündungen im Rektum und Anus, Schlafstörungen, Übelkeit, Erbrechen, Schwindel, immer wiederkehrende Kopfschmerzen, starke Depressionen, häufiges Weinen.
Vorkommen: Erdnüsse, Geflügel, Fisch, Eier, Weizenkeime.

Vitamin B_5 (Pantothensäure)

Vitamin B_5 ist für den Energiestoffwechsel und die Gedächtnisfunktion notwendig. Pantothensäure findet sich konzentriert im menschlichen Gehirn. Die Wirkung von eingenommenem Vitamin B_5 ist stark abhängig von der Verbindung mit anderen Nährstoffen.
Bis zu 10 mg am Tag ist nicht toxisch. Höhere Dosierungen können Harnverhaltung und Durchfall verursachen. Kortison kann im Körper nicht produziert werden ohne Pantothensäure. Dadurch wird die Abwehr enorm geschwächt und Allergien, ungünstige Veränderungen im Blut- und Lymphsystem sowie Krankheiten entstehen.
Der Tagesbedarf kann bei 40 bis 200 mg liegen, er ist individuell verschieden. Säuglinge und Kleinkinder brauchen dieses Vitamin in besonderem Maße. Bei geringer

Verabreichung erscheinen die ersten Allergien in Form von Neurodermitis, Mundsoor und anderen Reaktionen auf bestimmte Stoffe in der Ernährung.
Anwendungsbereiche: Lungenkrankheiten, Magenbeschwerden, Allergien durch Pollen und Hausstaub, Müdigkeit, Appetit- und Lustlosigkeit, nervliche Irritationen, Depressionen, Übellaunigkeit.
Vorkommen: Die besten Quellen sind Geflügel, Fisch und ganze Körner; auch Erdnüsse, Bierhefe, Bohnen, Erbsen und Soja enthalten Vitamin B_5.

Vitamin B_6 (Pyridoxin)

Vitamin B_6 ist als Hilfsstoff (Koenzym) für viele Enzyme wichtig, die am Eiweiß-, Fett- und Zuckerstoffwechsel beteiligt sind. Die Tagesdosis sollte 300 mg nicht überschreiten. Dieses Vitamin ist ebenso wie Vitamin B_5 an der Gehirnfunktion beteiligt. Zu hohe Dosen Vitamin B_6 können nächtliche Unruhe und lebhafte Träume hervorrufen.
Anwendungsbereiche: neuromuskuläre Erkrankungen, Epilepsie, Tremor, nervöse Zuckungen, Muskeldystrophie, Parkinsonsche Krankheit, Erbrechen und Übelkeit während der Schwangerschaft, Gefäßverhärtung, Hautkrankheiten mit rötlichem Ausschlag, Anämie, Herzgefäßkrankheiten.
Vorkommen: Weizenkeime, Walnüsse, Erdnüsse, Fisch, Erbsen, Linsen, Bohnen, Reis und Bierhefe.

Vitamin B_{12} (Kobalamin)

Vitamin B_{12} besteht aus einer Gruppe von Substanzen, die Kobalt enthalten. Sie spielen eine wichtige Rolle im Eiweiß-Fettsäurestoffwechsel sowie bei der Bildung roter

Blutkörperchen. Es wurde herausgefunden, dass die Absorption von Vitamin-B_{12}-Tabletten problematisch sein kann und daher natürliche Ressourcen durch Vollwert-Ernährung die beste Aufnahme bieten.
Menschen, die z. B. an perniziöser Anämie leiden und deshalb das lebensnotwendige Glykoprotein »Intrinsic Factor« nicht ausreichend entwickeln können, haben Schwierigkeiten bei der Assimilation von Vitamin B_{12}. Der Darm kann das Vitamin unter diesem und anderen daraus entstehenden Mängeln nicht in notwendigem Maß herstellen und absorbieren, um es für den Körper nutzbar zu machen. Toxizität ist bei diesem Vitamin nicht bekannt.
Anwendungsbereiche: rheumatische Beschwerden, Geschwüre, Muskeldystrophie, Migräne, Hepatitis, Psoriasis, Osteoporose, Asthma.
Vorkommen: Milch, Fleisch, Käse, Eier, Fisch, Muscheln (vor allem Austern). Vitamin B_{12} kommt nicht in Pflanzen vor, außer in Mikroalgen, aus denen Spirulina hergestellt wird.

Vitamin C (Ascorbinsäure)

Ebenso wie die B-Vitamine ist dieses Vitamin wasserlöslich. Der Überschuss wird vom Körper ausgeschieden, so dass man es täglich ersetzen muss.
Vitamin C ist wesentlich an fast jeder Körperfunktion beteiligt. Es wirkt gegen Entzündungen aller Art, lässt Wunden schneller heilen und Erkältungskrankheiten verschwinden. Es stärkt das Bindegewebe sowie die Abwehr gegen vielfältige Erreger und sorgt für einen guten Hauttonus.

Die in der Leber produzierten Antikörper brauchen Vitamin C, um Krankheitserreger aktiv abzuwehren. Antikörper entgiften Allergene, die durch Pollen, Staub und fremde Eiweißstoffe in den Blutstrom gelangt sind. Diese Allergene können u. a. Heuschnupfen, Ekzeme, Asthma und verschwollene Augen auslösen.

In allen Teilen des Augapfels (Iris, Retina, Linse, Cornea) ist Vitamin C zu finden und wirkt Katarakt entgegen.

Es gibt Menschen, die schon seit 30 Jahren täglich eine Vitamin-C-Dosis von 10 g (das entspricht 10 Brausetabletten à 1000 mg) nehmen und sehr davon profitieren. Bei manchen darmempfindlichen Personen kann eine hohe Dosis allerdings Durchfall auslösen. Es hat auch einen milden diuretischen Effekt.

Bei Vitamin-C-Mangel werden die Kapillaren brüchig, wodurch diese ihre Aufgaben nicht mehr erfüllen können. Rheuma und Arthritis können so entstehen, da der Abtransport von Abfallprodukten über den Blutkreislauf nicht mehr gewährleistet ist und die Gelenke belastet. Dieser Vorgang zeigt sich auch in Nasenbluten und häufigen Blutergüssen, die bereits bei geringem Druck entstehen.

Vitamin C wird zerstört durch Nikotin, das Einatmen von Benzin und Bleidampf sowie Dämpfen von Chemikalien aller Art, Verdünnungen, Rauch. In der Nahrung wird es beim Kochen durch Hitze und Wasser zerstört.

Anwendungsbereiche: Dieser ist von allen Vitaminen am größten!

Jegliche Entzündungsvorgänge (zusammen mit dem Mineralsalz *Ferrum phosphoricum* ein unschlagbares Team gegen Erkältungen!), schlaffes Bindegewebe, Schwanger-

schaftsstreifen (zusammen mit *Calcium fluoratum*), gegen Alterserscheinungen aller Art (zusammen mit Vitamin E und den Mineralsalzen *Kalium phosphoricum* und *Silicea* sehr wirksam gegen Faltenbildung und Krähenfüße), schwache Augen, Herzerkrankungen.
Vorkommen: Zitrusfrüchte (Orangen, Grapefruits, Zitronen, Limonen), Erdbeeren, Kiwi, Hagebutten, schwarze und rote Johannisbeeren, Feldsalat, Petersilie, Paprika, Tomaten, Äpfel.

Vitamin D (Kalziferol)

Die Hauptfunktion von Vitamin D ist die Regulierung des Kalzium- und Phosphatstoffwechsels. Es ist fettlöslich, und mittlerweile ist nachgewiesen, dass es auch hormonelle Wirkung besitzt, d. h., es verfügt zusätzlich über Boten- und Regulatorfunktionen. Es bildet sich in der Haut durch die ultraviolette Bestrahlung des Sonnenlichts und reagiert dort mit Cholesterin. In sehr hohen Dosen (etwa 300 000 i. E. täglich) ist es toxisch. Es wird nur in Kombination mit anderen Vitaminen verkauft. Manche Experten empfehlen sogar 4000 i. E. für Erwachsene. Kleinkinder und Kinder ab 5 Jahren brauchen etwa 1000 i. E. täglich. Wenn vor und nach dem Sonnenbad die Haut mit fettlösenden Substanzen (Seife, Shampoo) gereinigt wird, kann Vitamin D sich nicht entwickeln.
Der Gebrauch von Sonnenprodukten, die Paraffin (Mineralöl) enthalten, schwächt die Absorption von Vitamin D, und wenn Laxative (Abführmittel) eingenommen werden, die dieses Öl enthalten, wird die Absorption von Vitamin D unmöglich.

Menschen mit dunkler Hautfarbe absorbieren nicht so viel Vitamin D durch Sonnenstrahlung wie hellhäutige. Deshalb ist die Rachitis in Ländern mit dunkelhäutigen Menschen häufiger verbreitet.
Anwendungsbereiche: Knochenbau bei Kindern, Rachitis, Zahn- und Kieferbildung, bei Mangel treten Deformierungen der Knochen auf; Antriebslosigkeit, Augenschäden.
Vorkommen: ultraviolette Strahlen des Sonnenlichts, Lebertran, Milch, Butter, Eigelb.

Vitamin E (Tocopherol)

Dieses Vitamin hat vielfache Funktionen und ist für die normale Fortpflanzung wichtig. Toxizität ist nicht bekannt, jedoch kann es in Mengen über 1200 i. E. täglich hohen Blutdruck, Probleme in der Blutgerinnung und Hautirritationen hervorrufen.
Es verhindert die Blutverdickung (Antithrombin) und hält so das Herz jung und gesund. Zudem ist es ein Antioxidans gegen freie Radikale.
Vitamin E baut Milliarden von Schutzschilden im Blut auf und macht die körpereigenen Abfallstoffe unschädlich, die den Alterungsprozess bedingen.
Vitamin E unterstützt schwaches Muskelgewebe, vor allem die Herzmuskeln, wirkt Infarktrisiko und innerlich wie äußerlich frühen Alterserscheinungen entgegen. Es stärkt die Gelenke, erhält sie schmerzfrei und ausdauernder.
Natürliches Vitamin E, das als d-alpha-Tocopherol (nicht zu verwechseln mit dl-alpha-Tocopherol) gekennzeichnet wird, ist besser als das synthetische. Es sollte nicht lange gelagert werden, da es schon nach wenigen Monaten zu

oxidieren beginnt und dann genau die Toxine entwickelt, vor denen es schützen soll.
Anwendungsbereiche: bei mangelnder Energie, gegen Alterung und Hautkrankheiten, schlaffes Gewebe und Muskeln, Angina pectoris und andere Herzkrankheiten, Unterschenkelgeschwüre; bei schlecht heilenden Wunden, bei Thrombosegefahr, Hitzewallungen im Klimakterium, hohem Blutdruck, Leber- und Nierenkrankheiten, Krampfadern.
Senioren, Raucher, Kranke und Schwangere sollten dafür sorgen, dass sie eine Vitamin-E-Versorgung durch die Einnahme von Kapseln erhalten, denn dieses Vitamin ist hauptsächlich in dick machenden Lebensmitteln zu finden wie Olivenöl und Nüsse. Diese sollten jedoch gerade von den genannten Menschen gemieden werden.
Vorkommen: Weizenkeime, Pflanzenöle (vor allem Olivenöl), Nüsse, grüne Blattgemüse, ganze Körner.

Biotin

Dies ist ein Ko-Faktor der B-Vitamine und für den Stoffwechsel von Kohlenhydraten und Fetten notwendig. Es ist nicht toxisch.
Anwendungsbereiche: Haarausfall, frühzeitiges Ergrauen, brüchige Haare und Nägel.
Vorkommen: Sojabohnen, Naturreis. (Rohes Eiweiß verhindert die Absorption von Biotin durch den Körper.)

Cholin

Dies ist ein Ko-Faktor der B-Vitamine, der für die normale Funktion des Gehirns und des Gedächtnisses entschei-

dend ist. Außerdem ist es am Fett- und Cholesterinstoffwechsel beteiligt.
Die Einnahme von Cholin-Präparaten macht nur einen Teil der Vielfalt einer vollwertigen Ernährung aus, die für die Erhaltung des Gedächtnisses wichtig ist.
Anwendungsbereiche: Gedächtnisstörungen, Vergesslichkeit; nötig zur Fettverwandlung in der Leber.
Vorkommen: Lecithinöl, Eier.

Folsäure

Sie ist ein Ko-Faktor der B-Vitamine und für die Bildung der roten Blutkörperchen nötig. Bei perniziöser Anämie sollte Folsäure nicht als Präparat, sondern nur über die Ernährung eingenommen werden. Folsäure ist notwendig zur Zellteilung. Sie wird beim Kochen und durch Licht zerstört.
Vorkommen: Spirulina, dunkelgrünes Blattgemüse.

Inositol

Dies ist ein Ko-Faktor der B-Vitamine und ist zusammen mit Cholin am Fett- und Cholesterinstoffwechsel beteiligt. Es ist in hohem Maße in den Nerven, im Augapfel (Linse) und im männlichen Samen enthalten. Seine Funktionen sind noch lange nicht alle erforscht.
Inositol ist für die einwandfreie Leitung von Nervenimpulsen notwendig. Im Alter verringert sich der Anteil von Inositol in den Nerven und somit die Reaktionsgeschwindigkeit. Toxizität ist nicht bekannt.
Anwendungsbereiche: Herzbeschwerden, Augenfehlfunktionen, Verstopfung, Ekzeme.

Vorkommen: Bierhefe, Weizenkeime, Haferflocken, Melasse, Bohnen, Erbsen, Grapefruit, Orangen, Pfirsiche, Erdbeeren, Erdnüsse, Kartoffeln, Spinat, Tomaten u. v. m.

Selen

Dieses wichtige Spurenelement stärkt die körpereigene Abwehr durch Aktivierung der weißen Blutkörperchen (Lymphozyten) und erhöht die Lichtempfindlichkeit unserer Augen. Selen wirkt chemischen Allergien entgegen, die durch den Umgang mit Schwermetallen und toxischen Chemikalien ausgelöst werden. Es erhöht die Fruchtbarkeit, fördert die Leber-, Muskel- und Bauchspeicheldrüsenfunktionen und regt die Inuslinproduktion an.
Neueste Forschungen haben ergeben, dass Selen eine wesentliche Rolle in der Krebsvorsorge spielt. Bei Krebskranken hat man fast immer einen sehr niedrigen Selenspiegel festgestellt.
Werden dem Körper Überdosierungen an Selen in Form von Tabletten zugeführt, so können Vergiftungserscheinungen auftreten.
Anwendungsbereiche: bei Allergien, zur Unterstützung von Leber-, Muskel- und Bauchspeicheldrüsenfunktion, zur Krebsvorsorge und Krebsnachsorge, bei Abgeschlagenheit, Haarausfall, Gelbfärbung der Haut und schlechten Fingernägeln.
Vorkommen: Zwiebeln, Knoblauch, Spargel, Eier, Pilze, Vollkornprodukte. Durch den täglichen Verzehr von frischem Gemüse und Obst aus biologischem Anbau ist der Bedarf normalerweise gedeckt. Jedoch ist das Selenvorkommen in den Nahrungsmitteln abhängig vom Boden,

auf dem sie wachsen. Deutschland hat im Vergleich zu Japan selenarme Böden. Die in der Tabelle auf Seite 29 angegebene Menge kann daher ohne Bedenken eingenommen werden. Selen kann optimal im Körper wirken, wenn es zusammen mit Vitamin E eingenommen wird.

Zink

Ein lebenswichtiger Mineralstoff, der bei einer »normalen« Ernährung mit viel Fleisch, Wurst, Butter, Käse durch Nitrate und Nitrite, die darin enthalten sind, weitgehend gebunden wird und vom Darm ungenützt bleibt. Dadurch entsteht eine sehr geringe Bioverfügbarkeit für den Körper. Um auf die durchschnittlich erforderlichen 3 mg zu kommen, werden deshalb zusätzlich zur Nahrung mindestens 30 mg Zink benötigt. Über nachteilige Folgen von Überdosierung ist bisher nichts bekannt.

Anwendungsbereiche: zur Stärkung des Immunsystems, Impotenz, Krebs, Hormongleichgewicht, Zwergwuchs bei Kindern, Diabetes, Leberkrankheiten, Esssucht, psychische Erkrankungen, Akne, Ekzeme, bei vorzeitigem Altern der Haut, Haarausfall, bei weißen Flecken auf den Fingernägeln, Kopfschmerzen und Schlaflosigkeit.

Vorkommen: Fische und alle Meeresfrüchte, besonders Austern, Kürbis- und Sonnenblumenkerne, Eigelb, Pilze, Kartoffeln, die meisten Gemüsesorten (Spinat, Karotten), mageres Fleisch.

Die zwölf Mineralsalze

Die Anwendungsbereiche in Kurzfassung

Für die schnelle und sichere Wahl eines Mittels wird im Folgenden die dominante Charakteristik jedes Mittels in Kurzfassung und mit speziellen Hinweisen auf die damit zu behandelnden äußeren Erscheinungsbilder dargestellt. Im Anschluss an dieses Kapitel sind die einzelnen Mineralsalze noch einmal ausführlicher beschrieben.

Nr. 1 *Calcium fluoratum* (Flussspat)
Für elastische Fasern, Knochen und Zähne.
Haut: bei mangelnder Elastizität, Hornhautbildung, Besenreisern und Krampfadern, schwachen Zähnen und Nägeln.

Nr. 2 *Calcium phosphoricum* (phosphorsaurer Kalk)
Unterstützt den Erneuerungsprozess der Knochen, Zähne, Muskeln und des Blutes; Kräftigung und Aufbau bei Blutarmut und Schwächezustand; bei Schlafstörungen bei Kindern und Erwachsenen; Nervenmittel; in der Frauenheilkunde bei Blutungen und Absonderungen.
Haut: bei Allergien, Blässe, nervöser empfindlicher Haut, die leicht kleine Pickel bekommt.

Nr. 3 *Ferrum phosphoricum* (phosphorsaures Eisen)
Blutaufbau und -bildung, Sauerstoffträger, Entzündungs- und Fiebermittel im ersten Krankheitsstadium, Schmerzmittel; bei Abwehrschwäche, Infektionen, Anämie.
Haut: Entzündungen und Verletzungen, Wunden, Prellungen, Wundliegen bei Säuglingen und Kranken.

Nr. 4 *Kalium chloratum* (Chlorkalium, *Kalium muriaticum*)
Zur Blutreinigung und -bildung; bei Entgiftungsvorgängen, Blutverdickung; Entzündungs- und Fiebermittel im zweiten Krankheitsstadium; zur Ausscheidung von Impf-, Anästhesie- und chemischen Giften; bei Schwellungen.
Haut: bei unreiner Haut, lang anhaltender Akne, Schwellungen, Insektenstichen, schuppigen Hautkrankheiten, Herpesbläschen (zusammen mit *Ferrum phosphoricum* schnellste Abheilung!).

Nr. 5 *Kalium phosphoricum* (phosphorsaures Kalium)
Herz- und Nervenmittel; bei Herz- und Muskelschwäche, Lähmungen, Schlafstörungen, Fieber über 39 °C, Entzündungsvorgängen, fauligen, eitrigen Absonderungen.
Haut: bei Flechten, Nesselsucht, Allergien, Haarausfall, nervösem Hautjucken.

Nr. 6 *Kalium sulfuricum* (schwefelsaures Kalium)
Entzündungs- und Fiebermittel im dritten, länger anhaltenden Krankheitsstadium; Sauerstoffträger, stärkt die Schleimhäute; bei gelblichen dicken Absonderungen, Hautaffektionen.

Haut: bei Psoriasis (Schuppenflechte), Neurodermitis, Ekzemen, Hautausschlägen mit Knötchen- oder Bläschenbildung, Juckreiz, trockener, brennender oder verhärteter Haut, Augenlidrandentzündung.

Nr. 7 *Magnesium phosphoricum* (phosphorsaures Magnesium)

Bei Krämpfen und Anfällen aller Art; Schmerz- und Nervenmittel; bei Unruhe, Schlafstörungen, für Gehirn und Rückenmark; bei Ängsten, Herzstörungen, Migräne.
Haut: bei nervöser Röte im Gesicht und am Hals, bei Erregung; Hautjucken im Alter, Psoriasis (zusammen mit *Kalium sulfuricum*).

Nr. 8 *Natrium chloratum* (Kochsalz, Chlornatrium, *Natrium muriaticum*)

Harmonisiert den Säure-Basen-, Wärme- und Wasserhaushalt des Körpers; bei Blutarmut durch Verwässerung, stärkt die Gelenke; bei Mattigkeit, Fließschnupfen, salzigen Absonderungen, Geruchs- und Geschmacksverlust.
Haut: bei trockener Haut, Brandwunden, Akne, Hautpilz, Gürtelrose, Fieberbläschen, Schuppen, rissiger Haut und Lippen, Schwellungen, Insektenstichen.

Nr. 9 *Natrium phosphoricum* (phosphorsaures Natrium)

Säureneutralisierungsmittel; bei Verkalkung, bei Steinbildung in Galle, Blase und Nieren; bei Fettsucht und ihren Folgen, goldgelben cremigen Absonderungen, Sodbrennen, Mundgeruch, Nieren- und Blasenkrankheiten, säuer-

lich riechenden Absonderungen, Nebenhöhlen, katarralen Vorgängen.
Haut: Ausgleich des Säuremantels, hautreinigend und entschlackend; bei eitriger Furunkulose, Milchschorf, Wundrose, bläschen- und pustelförmigen Hautausschlägen.

Nr. 10 *Natrium sulfuricum* (Glaubersalz, schwefelsaures Natrium)

Ausscheidungsmittel für Leber, Galle, Darm, Nieren und Pankreas; bei Verstopfung und Durchfällen, Ödemen, Diabetes, Asthma, bitterem Geschmack im Mund.
Haut: bei in Flecken auftretender Gesichtsröte, meist betroffen ist die Nase und die obere Wangenpartie; bei Hautpilz, Fußpilz, Frostbeulen, periodisch auftretenden Hautleiden und -unreinheiten, eitrigen Bläschenausschlägen.

Nr. 11 *Silicea* (Kieselsäure)

Reinigungs- und Ausscheidungsmittel bei eiternden Krankheiten; bei frühen Alterserscheinungen, Bindegewebsschwäche, gereizten Nerven, erhöhter Harnsäure, Gicht; Licht- und Geräuschempfindlichkeit; zur Schweißregulierung.
Haut: bei Krähenfüßen und frühzeitiger Faltenbildung, Cellulite, Haut- und Nageleiterungen, schlechter Haut, Haaren und Nägeln, nässenden Ekzemen, Fußschweiß, Fuß- und Hautpilz, schlecht heilenden Wunden, Furunkeln und Geschwüren; stabilisiert dünne Haut (oft durch Kortison-Behandlungen verursacht).

Nr. 12 *Calcium sulfuricum* (Gips, schwefelsaures Calcium)
Zur Blutreinigung; unterstützt Entgiftungs- und Ausscheidungsprozesse der Leber; bei schlecht heilenden eitrigen Wunden, übel riechenden, blutig eitrigen Absonderungen, chronischem Rheuma, Blasen- und Nierenentzündungen, Bindehaut- und Mandelentzündungen, Schlaflosigkeit, Gedächtnisschwäche, Abszessen und Furunkeln; stärkt die Schleimhäute.
Haut: bei Erröten durch Alkohol, Nikotin oder Erregung; bei Hitzewellen, Abszessen, Furunkeln, Fisteln und Geschwüren im eitrigen Prozess, brennender und juckender Haut; stärkend bei schlaffen Muskeln.

Ausführliche Beschreibung von Anwendung und Wirkungsweise

Nr. 1 *Calcium fluoratum*

Dies ist für die Qualität der elastischen Fasern in allen Geweben zuständig. Es verbindet sich mit organischen Proteinen (Albumin), um elastische Fasern zu formen, und ist zu finden in Gefäßwänden, Muskel- und Bindegewebe, Gelenken, Knochenhaut und Zahnschmelz.
Ein Mangel an *Calcium fluoratum* verursacht Elastizitätsverlust, die Folge ist verminderte Dehn- und Streckfähigkeit der betroffenen Gewebe. Ferner führt ein Mangel zu Krampfadern, Venenentzündungen, schwachem Kreislauf, Gelenkschmerzen, Muskelschwäche, schlechten, locker sitzenden Zähnen, spannender bis rissiger Haut, brüchigen

Haaren und Nägeln sowie übermäßiger Hornhautbildung. Die Symptome sind meist stärker in feuchter Umgebung und verbessern sich durch Wärme und Massage.

Nr. 2 *Calcium phosphoricum*

Dies ist das Mineralsalz für die Nahrung des Blutes. Es verbindet sich mit Proteinen und ist von größter Wichtigkeit bei eiweißhaltigen Absonderungen. Ohne *Calcium phosphoricum* ist die Koagulation (Blutgerinnung) nicht möglich. Es unterstützt die gesunde Zellaktivität und stellt den Tonus geschwächten Gewebes wieder her.
Calcium phosphoricum hat starken Einfluss auf Knochen sowie Zähne und ist deshalb besonders wichtig für Kinder. Es unterstützt das Wachstum und die gesunde Entwicklung und sollte verabreicht werden, wenn Kinder nicht so richtig gedeihen und oft kränkeln.
Dies ist das Mineralsalz für Rekonvaleszenz, gute Verdauung, guten Schlaf und für den Aufbau einer robusten Gesundheit. *Calcium phosphoricum* ist das Mittel gegen einen schwachen oder gestörten Kreislauf sowie Blutarmut. Kälte und Taubheit der Extremitäten sowie Kribbeln auf der Haut und in den Muskeln können erfolgreich mit diesem Mineralsalz behandelt werden.
Die Symptome, die nach *Calcium phosphoricum* verlangen, werden im Allgemeinen schlechter in nasser, feuchter und besser in trockener, warmer Umgebung.

Nr. 3 *Ferrum phosphoricum*

Dies ist das wichtigste Erste-Hilfe-Mittel in der Biochemie. Es ist der Sauerstoffträger und unterstützt die Bildung ro-

ter Blutkörperchen bei Anämie sowie den Transport von eingeatmetem Sauerstoff in den Lungen und im Blut durch das ganze Körpersystem zur Gewährleistung vitaler Lebenskräfte. Es verleiht allen Gefäßwänden Stärke, speziell den Arterien. Frei zirkulierendes Blut ist unerlässlich für das gesunde Leben, und deshalb sollte *Ferrum phosphoricum* als unterstützendes Mittel begleitend zu anderen Mitteln genommen werden.
Entzündungsschmerzen, Blutandrang, d. h. Rötungen, erhöhter Puls und Fieber verlangen nach mehr Sauerstoff, der im Blutstrom durch *Ferrum phosphoricum* zu den erkrankten Organen oder Körperteilen getragen wird.
Dieses Mineralsalz sollte in kurzen Abständen am Beginn einer Krankheit eingenommen werden, und zwar so lange, bis die Entzündungssymptome verschwunden sind. Es gibt kaum ein Krankheitsbild, bei dem die Einnahme von *Ferrum phosphoricum* nicht von Vorteil wäre, egal welche andere Behandlung auch immer angewandt wird. Es ist ein großartiges Mittel für Menschen im fortgeschrittenen Alter sowie für Säuglinge und Kleinkinder bei leichten Beschwerden aller Art. Blutende Wunden, Schnitte, Risse und Schürfungen können als erste Hilfeleistung mit einer zu Pulver zerstoßenen Tablette, die man direkt auf die Verletzung aufträgt, behandelt werden. Wenn die Verletzung größer ist, können auch einige Tabletten in etwas abgekochtem Wasser aufgelöst und als Lotion aufgetragen werden.
Anmerkung: *Ferrum phosphoricum* ist kein Eisen-Substitutionsmittel. Es ist lediglich ein Blutaufbaumittel ohne negativen Nebeneffekt.

Nr. 4 *Kalium chloratum*

Dieses Mineralsalz ist gegen schwache körperliche Verfassung. Es verbindet sich mit dem Protein Fibrin. Wenn ein Mangel dieses Mineralsalzes auftritt, verliert Fibrin seine Funktion, was sich in der Absonderung dicken, weißen Schleims und häufig auftretenden Katarren aller Art, Dauerschnupfen, Hauterscheinungen und Schleimhautentzündungen zeigt. *Kalium chloratum* ist gut zu kombinieren mit *Calcium sulfuricum* zur Blutreinigung und Entgiftung. Zusammen mit *Ferrum phosphoricum* ist *Kalium chloratum* das Mittel gegen alle Entzündungsvorgänge, speziell der Atmungsorgane wie Bronchitis, Husten, grippale Infekte, Halsschmerzen, Mandelentzündungen und auch bei Kinderkrankheiten wie Masern, Windpocken, Mumps, Krupphusten, Drüsenschwellungen, jedoch auch bei Appetitlosigkeit und Völlegefühl sowie nach operativen Eingriffen. Dieses Mittel ist äußerlich anwendbar bei Verbrennungen. Das Befinden ist häufig schlechter nach fettigem Essen.

Nr. 5 *Kalium phosphoricum*

Dieses Mineralsalz ist Nervennahrung bei Zuständen, die durch Stress, große Belastung und Aufregung entstehen und meist mit Kopfschmerzen, labilem Magen und Darm, Depressionen und übler Laune, schlechtem Schlaf und ständiger Müdigkeit, Mangel an Vitalität und aggressivem Verhalten einhergehen. Kinder, die unruhig, ängstlich und schüchtern, schnell ärgerlich und aggressiv reagieren sowie übel gelaunt und wenig belastbar sind, können mit besten Ergebnissen mit *Kalium phosphoricum* behandelt werden. Mangelhafter und unruhiger Schlaf verschwindet

rasch unter diesem Mittel. Es wird bei Entzündungen mit eitrigen Absonderungen und Fieber über 39 °C, Herz- und Muskelschwäche sowie bei Lähmungen empfohlen.
Alle Symptome, die mit den Nerven zusammenhängen, können mit *Kalium phosphoricum* positiv beeinflusst werden. Bei Einschlafstörungen durch innere Unruhe und Gedanken, die man nicht abschalten kann, sowie Herzrasen beruhigen 4 Tabletten, etwa 10–15 Minuten vor dem Schlafengehen eingenommen, und führen in einen ruhigen, erholsamen Schlaf.
Hinter vielen Hautkrankheiten steckt eine nervliche Überbelastung, ebenso bei Asthma.

Nr. 6 *Kalium sulfuricum*

Dies wirkt besonders in Verbindung mit *Ferrum phosphoricum* als Sauerstoffträger. Es unterstützt den Austausch von Sauerstoff vom Blutstrom in die Gewebezellen. Man verabreicht es bei Bewegungsschmerzen, die durch mangelndes »Schmiermittel« in den Gelenken entstehen, sowie bei Schuppenbildung, Kopfhaut- und Hautkrankheiten und länger bestehenden Entzündungsvorgängen mit dicken gelblichen Absonderungen und bei Krankheiten von Magen und Darm.
Die Symptome verschlechtern sich meist am Abend sowie in geschlossenen Räumen und verbessern sich an der frischen Luft.

Nr. 7 *Magnesium phosphoricum*

Nr. 7 ist das Mittel gegen spastische, krampfartig auftretende Symptome und Schmerzen. Seine hauptsächliche

Funktion liegt im Nervensystem, wo es die Wirkung von *Kalium phosphoricum* unterstützt. Bei Magnesium-Mangel ziehen sich Nervenfasern zusammen und verursachen Krämpfe.
Dieses Mineralsalz ist besonders wichtig für das Muskelgewebe und gewährleistet eine harmonische Rhythmik und Bewegung. Es wirkt schnell, entspannt generell alle Krämpfe und beseitigt schießende, stechende Schmerzen. Bei Aufregung und überreizten Nerven sollte dieses Mittel regelmäßig eingenommen werden.
Zum besseren Einschlafen kann die »heiße Sieben« angewendet werden (der Name kommt von der Nummer 7 für *Magnesium phosphoricum*): Man gibt 10 Tabletten in eine Tasse und gießt heißes, jedoch nicht kochendes Wasser dazu und rührt mit einem Holz- oder Plastiklöffel um (keinen Metallgegenstand nehmen, da dieser eine chemische Reaktion hervorruft, die das Mittel beeinträchtigt) und trinkt es in kleinen Schlucken.
Dies ist auch ein wunderbares Mittel für Kinder, die viel schreien, nervös und leicht gereizt sind und schlecht oder wenig schlafen.
Alle nervösen Zustände wie Zittern, innere Unruhe und Depression, Ein- und Durchschlafschwierigkeiten, leichte Erregbarkeit, Gereiztheit und Aggressivität sowie krampfartig auftretende Schmerzen bei und vor der Menstruation, Kopf- und Bauchschmerzen, Koliken, Muskelkrämpfe, Hexenschuss und Ischias, Kreuzschmerzen, Migräne und Rückenschmerzen können mit *Magnesium phosphoricum* bestens behandelt werden.

Nr. 8 *Natrium chloratum*

Dieses Mineralsalz regelt den Wasserhaushalt in allen Geweben und Körperflüssigkeiten. Seine Hauptfunktion besteht in der richtig dosierten Befeuchtung des gesamten Körpersystems. Ohne dieses Mineralsalz sind Zellteilung und -wachstum nicht gewährleistet und Drüsenaktivitäten stark beeinträchtigt.

Bei Mangelzustand treten als typische Symptome Apathie mit einem Gefühl von Hoffnungslosigkeit, dünnes wässriges oder zu dickes Blut, Bleichsucht, überfettete oder zu trockene Haut, wässrige Absonderungen aus der Nase und häufiges Niesen, trockene Schleimhäute, Sodbrennen durch schlechte Verdauung in Magen und Darm, Verstopfung, großer Durst, Gesichtsneuralgien, tränende Augen und zu viel Speichel, Heuschnupfen, Morgenmüdigkeit, Schrunden auf der Haut, Muskelschwäche, Verlust von Geruchs- und Geschmacksempfinden, Verlangen nach stark gesalzenem Essen auf.

Wenn man bedenkt, dass zwei Drittel des Körpers aus Wasser bestehen, so kann man sich die Wichtigkeit dieses Mineralsalzes für den Körper leicht vorstellen.

Nr. 9 *Natrium phosphoricum*

Dies unterstützt das Säure-Basen-Gleichgewicht. Es wird eingesetzt bei allen Symptomen, die aus einer Übersäuerung des Blutes resultieren, und ist nötig zur Funktion der Verdauungsorgane.

Ein Mangel an *Natrium phosphoricum* verursacht einen zu hohen Anteil an Harnsäure im Blut, führt zu Ablagerungen in Gelenken sowie Geweben und äußert sich in

Steifigkeit und Schwellungen, Gicht und rheumatischen Symptomen.
Bei stark gefärbtem goldgelbem Urin oder cremig belegter Zungenwurzel, Würmern und nervlichen Irritationen, Schlaflosigkeit wegen schlechter Verdauung und Schweregefühl, Rheuma, Hexenschuss, Neuralgien und Nervenschmerzen sowie steifem Nacken verlangt der Körper nach *Natrium phosphoricum.*

Nr. 10 *Natrium sulfuricum*

Dieses Mineralsalz reguliert den Wasserhaushalt der Zellen und kontrolliert die Funktion der Leber. Es sorgt für ausreichenden Gallefluss für eine gesunde Verdauung und für die Entgiftung durch die Körperflüssigkeiten.
Natrium sulfuricum unterstützt den Abtransport von Giftstoffen aus Nieren und Blase und wirkt Ödemen entgegen. Wenn diese Vorgänge gestört sind, kommt es zur Autointoxikation und zahlreichen daraus entstehenden Krankheiten wie Rheuma, Gallestörungen mit bitterem Geschmack im Mund (besonders morgens), sandigen Ablagerungen im Urin, häufiger Grippe.
Dieses Mineralsalz kann zur Behandlung von Diabetes und Krankheiten, die sich in feuchter Umgebung verschlimmern (wie Asthma, Malaria und Depressionen), eingesetzt werden.

Nr. 11 *Silicea*

Dies ist ein Blutreinigungs- und Ausscheidungsmittel vor allem bei eiternden Vorgängen wie Furunkeln, Abszessen und schwerer Akne und lässt diese Krankheiten schnell

abheilen. *Silicea* reguliert übermäßige Schweißabsonderung und -geruch. Es wirkt gegen frühzeitiges Altern und stärkt das Bindegewebe, lässt ungesunde Haut, brüchige Nägel und Haare gesunden und wirkt aufbauend auf gereizte Nerven. *Silicea* ist hilfreich bei Geräusch- und Lichtempfindlichkeit, erhöhter Harnsäure im Blut, Gicht und Drüsenkrankheiten.
Die Symptome sind meist sowohl nachts als auch am Morgen schlechter und verbessern sich bei Wärme.

Nr. 12 *Calcium sulfuricum*

Dies gilt als Blutreiniger und beschleunigt die Heilung von Wunden und Krankheiten. Es unterstützt die Entgiftungsaktionen der Leber und reinigt das Blut von Giftstoffen. Zusammen mit *Kalium chloratum* ist *Calcium sulfuricum* das beste Mittel zur ganzheitlichen Entgiftung, die bei allen Erkrankungen wichtig ist, jedoch besonders dann, wenn eiternde Vorgänge wie bei Furunkeln, Abszessen, Akne und Pickeln, eiternden Wunden von Verletzungen oder Operationen zu behandeln sind. Dieses Mittel sorgt für die Ausscheidung von Abfallprodukten, bevor diese die umliegenden Gewebe angreifen können.
Bei gerade sich ankündigenden Halsschmerzen kann dieses Mittel zusammen mit *Ferrum phosphoricum* eine weitere Krankheitsentwicklung aufhalten.
Die Symptome sind schlechter in Nässe und Kälte und verbessern sich in der warmen, trockenen Umgebung.

Für besonders Eilige: Mineralsalz-Kombinationen auf einen Blick

Um die Mittel zur Behandlung der am häufigsten auftretenden Hautkrankheiten und äußerlichen Symptome rascher zu finden, habe ich im nachfolgenden Teil Kombinationen zusammengestellt, anhand deren die zutreffenden Mineralsalze abzulesen sind. Stellen Sie Ihre Kombination aus den einzelnen angegebenen Mineralsalzen zusammen, da diese nicht fertig im Handel erhältlich sind. Nehmen Sie bei jeder Einnahme ein bis zwei Tabletten pro angegebener Sorte, drei- bis viermal täglich.

Kombination 1

Zur Blutreinigung: *Kalium chloratum* D 6, *Natrium sulfuricum* D 6, *Calcium sulfuricum* D 6.

Kombination 2

Zum Aufbau von Blut und Immunsystem: *Calcium phosphoricum* D 6, *Ferrum phosphoricum* D 12, *Kalium phosphoricum* D 6, *Magnesium phosphoricum* D 6, *Silicea* D 12.

Kombination 3

Behandlung bei zu trockener Haut: *Calcium phosphoricum* D 6, *Kalium sulfuricum* D 6, *Natrium chloratum* D 6, *Silicea* D 12.

Kombination 4

Behandlung bei zu fettiger Haut mit großen Poren und/oder Mitessern: *Natrium phosphoricum* D 6, *Silicea* D 12, *Calcium sulfuricum* D 6.

Kombination 5

Zur Behandlung von entzündlichen, eitrigen Hauterkrankungen wie Akne vulgaris, Abszessen und Furunkeln, entzündeten und eitrigen Wunden.
Im ersten Entzündungsstadium: *Ferrum phosphoricum* D 12, *Kalium chloratum* D 6.
Im zweiten, Eiter bildenden Stadium: zusätzlich *Calcium sulfuricum* D 6.
Im dritten, reifen Stadium, wenn die Pusteln offen sind und Eiter abfließt: *Ferrum phosphoricum* D 12 und *Silicea* D 12 bis zur völligen Abheilung und darüber hinaus zur Vorbeugung.

Kombination 6

Zur Behandlung von Pickeln in der Pubertät und Jugend, die oft wiederkehren: *Ferrum phosphoricum* D 12, *Calcium phosphoricum* D 6, *Calcium sulfuricum* D 6.
Wenn oft und viel Süßigkeiten genossen werden, liegt meist eine Übersäuerung vor; dann muss zusätzlich *Natrium phosphoricum* D 6 eingenommen werden.

Kombination 7

Zur Behandlung und Vorbeugung frühzeitiger Alterserscheinungen, Falten, Krähenfüßen: *Silicea* D 12, *Kalium phosphoricum* D 6.

Kombination 8

Zur Behandlung und Vorbeugung von schlaffem oder schwachem Bindegewebe, Striae (Schwangerschaftsstreifen), Cellulite, Krampfadern, Besenreisern, Schrunden und Rissen an Lippen, Händen und Füßen, starker Hornhautbildung und Hühneraugen: *Calcium fluoratum* D 12, *Natrium phosphoricum* D 6, *Silicea* D 12.

Bei entzündlichen Vorgängen muss *Ferrum phosphoricum* D 12 zusätzlich genommen werden.

Kombination 9

Zur Behandlung von brüchigen, schwachen Nägeln, Haarausfall, fettigen, matten Haaren, Ausschlägen auf der Kopfhaut, Schuppen: *Silicea* D 12, *Calcium fluoratum* D 12, *Calcium phosphoricum* D 6.

Kombination 10

Zur Behandlung von Rötungen im Gesicht, die entweder permanent vorhanden sind oder bei nervlicher Belastung und Erregung oder bei Genuss von Alkohol und Nikotin auftreten, auch hektischer Röte: *Ferrum phosphoricum* D 12, *Magnesium phosphoricum* D 6, *Natrium sulfuricum* D 6, *Calcium sulfuricum* D 6.

Dosierungsvorschläge und Behandlungshinweise zu den Mineralsalzen

Die Tabletten sind auf Milchzuckerbasis hergestellt und mit dem jeweiligen Mineralstoff angereichert. Sie sind daher bestens verträglich und können selbst hoch empfindlichen Personen und Säuglingen verabreicht werden.
Die Mineralsalze sind in der Apotheke erhältlich als Globuli, Tropfen, Pulver oder Tabletten. Letztere sind am gebräuchlichsten, und alle Angaben in diesem Buch beziehen sich auf Tabletten.

Erhältliche Packungsgrößen

- ***Tabletten:***
  80 Stück = 19 g
  1000 Stück = 250 g
  2000 Stück = 500 g
- ***Pulver:***
  250 g entsprechen etwa 1000 Tabletten
  500 g entsprechen etwa 2000 Tabletten
  1 gestrichener TL Pulver entspricht ca. 20 Tabletten.

Sehr wichtig bei der Einnahme der Tabletten ist, dass man diese langsam unter der Zunge zergehen lässt. Dadurch gelangen die Stoffe vom Speichel direkt ins Blut. Wenn gleichzeitig mehrere Mineralsalze oder auch eine Langzeitbehandlung notwendig sind, kann zur Erleichterung ein »Cocktail« aus diesen hergestellt werden. Man löst die gesamte Tagesdosis am Morgen in abgekochtem Wasser oder stillem Mineralwasser auf. Für diese Methode hat sich die Pulverform als sehr praktisch erwiesen. Von dem Cocktail nimmt man möglichst häufig über den Tag verteilt kleine Schlückchen, die man 2–3 Minuten im Mund behalten sollte.

Bei akuten Erkrankungen wird im Allgemeinen die Potenz D 6, bei chronischen Krankheiten eine D 12-Potenz vorgeschlagen.

Wenn schnelle Abhilfe geschaffen oder eine rasche Besserung eines akuten Krankheitszustandes erreicht werden soll, können die Mittel zwei Tage lang in 5- bis 10- oder 20-minütigen Abständen (je 1 oder 2 Tabletten) eingenommen werden. Danach kann man sie alle ein bis drei Stunden nehmen. Sie können sich relativ frei fühlen in Ihrer Entscheidung, wie viel und wie oft Sie die Mittel einnehmen wollen. Wichtig ist dabei, zu beachten, dass der häufige Anstoß für eine raschere Heilung bei akuten Krankheiten sorgt. Dies heißt, dass z. B. die Einnahme von zehnmal 1–2 Tabletten am Tag sich günstiger auswirkt als nur drei Einnahmen am Tag von je 4–5 Tabletten.

Chronische Krankheiten erfordern eine Langzeit-Behandlung über mehrere Monate oder Jahre, für die drei bis vier Einnahmen von je 1–2 Tabletten pro Mineralsalz am Tag ausreichen. Es ist günstig, die Behandlung alle 3–4 Wochen für etwa 8–10 Tage zu unterbrechen, damit der Körper wieder stärker auf die Mittel reagiert.

Sollten Sie während Ihrer beruflichen Tätigkeit wenig Gelegenheit haben, eine häufige Einnahme durchzuführen, oder diese als störend empfinden, so kann man zur Erleichterung am Morgen am Arbeitsplatz (zum Beispiel in einer Schublade) kleine Schälchen aufstellen und mit den Tagesrationen der jeweiligen Tabletten füllen, so dass nicht bei jeder Einnahme die Döschen geöffnet werden müssen. Oder Sie verwenden den oben vorgeschlagenen Cocktail. Beachten Sie, dass der Erfolg umso schneller eintritt, je kürzer die anfänglichen Intervalle der Einnahmen sind.

Gesicht und Hautbild als Spiegel der Blutbeschaffenheit

Erläuterungen zur Antlitz-Diagnose

Vor etwa 60 Jahren hat Dr. Kurt Hickethier durch seine nach ihm benannte Antlitz-Diagnose auf sich aufmerksam gemacht. Nach vielen Jahren mühevoller Forschung und Beobachtung hat er herausgefunden, dass sich bestimmte Mineralstoffmängel im Körper in bestimmter Weise im Gesicht und auf der Haut spiegeln. Bei Mangelzuständen zeigen sich veränderte Hautverfärbungen um die Augen, um Kinn, Mund und Nase sowie auf den Wangen. Auch die Oberflächenbeschaffenheit der Haut zeigt deutliche Unterschiede bei bestimmten Mineralstoffmängeln.

Bevor Symptome für Gesundheitsschäden auftreten, lässt sich in den meisten Fällen ein bestimmter Mangel bereits lange zuvor im Gesicht erkennen. Es bedarf dies einer guten Beobachtung und einiger Kenntnisse der einzelnen Mangelzustände, die Sie aus dem Kapitel »Antlitz-Diagnose – die wichtigsten Merkmale bei Mangel an den einzelnen Mineralstoffen« auf Seite 66 ersehen können. (Eine sehr ausführliche Beschreibung der Antlitz-Diagnostik finden Sie in meinem Buch »Die Schüssler-Mineralsalze – Das Praxisbuch zur Selbstheilung«.)

Sicher ist Ihnen schon aufgefallen, dass Sie beim morgendlichen Blick in den Spiegel nicht immer gleich aussehen? Das heißt, manchmal sieht die Haut blasser oder etwas welk aus, die Augen strahlen nicht, oder aber Sie sehen gesund und rosig aus. Dies ist häufig nicht auf Ihre derzeitige Stimmung zurückzuführen, obwohl diese natürlich bis zu einem bestimmten Grad einen Einfluss darauf haben kann. Bekanntermaßen ist Glücklichsein die beste Medizin!

Der tatsächliche Grund für unser unterschiedliches Aussehen ist jedoch, dass sich das Vorkommen lebensnotwendiger Stoffe im Blutstrom über die Beschaffenheit von Haut, Haaren, Nägeln und Augen äußert und dass diese notwendigen Stoffe nicht immer in gleichem Maße vorhanden sind.

So sind länger anhaltende Mängel durch schlechte oder einseitige Ernährung meist sehr deutlich an der Beschaffenheit und Farbe der Haut abzulesen. Denn was äußerlich sichtbar wird, ist nicht nur ein kosmetischer Mangel, sondern ein Hinweis auf die innere körperliche Verfassung.

Übrigens: Mängel können auch durch die Einnahme von Antibiotika, Kortikoiden und vielen anderen Medikamenten entstehen. Müssen diese unausweichlich eingenommen werden, so sollten Sie gleichzeitig immer durch eine ausgewogene Mineral- und Vitaminzufuhr auf die Stärkung Ihres Immunsystems achten.

Schüssler-Mineralsalze sind dazu bestens geeignet und können unterstützend auf andere Arzneien wirken. Sie sind ein hervorragendes Mittel, ohne jegliche negativen Nebenwirkungen den Körper und die Abwehrkräfte zu stärken und die Blutqualität zu verbessern. Nur gesundes Blut kann Haut, Haar und Nägel optimal mit Nährstoffen

versorgen und sie gesund und blühend aussehen lassen. Wie außen, so innen – die äußeren Zeichen geben uns jederzeit deutliche Hinweise auf das Geschehen in unserem Körper.
Auf welche Weise sich die Gesichtshaut, vor allem die Gesichtsfarbe, bei Mineralsalzmängeln verändert, können Sie im nun folgenden Abschnitt nachlesen.

Antlitz-Diagnose – die wichtigsten Merkmale bei Mangel an den einzelnen Mineralstoffen*

Äußere Zeichen bei Mangel von:

Nr. 1 *Calcium fluoratum*
Würfelfalten um die Augen, mit rötlich-schwärzlicher Hautfarbe um die Augen unterlegt; starke Hornhautbildung, mangelnde Elastizität in Haut, Sehnen und Bändern.
An den inneren Augenwinkeln, wo Nasenwurzel und Augen sich berühren, entstehen Längs- und Querfältchen, so genannte Würfelfalten. Die Hautfarbe der Augenumgebung ist rötlich-schwärzlich. Ist sie mehr schwarz als rötlich, so fehlt vermutlich auch *Ferrum phosphoricum*.
Deutlicher Hinweis auf das Fehlen von *Calcium fluoratum* ist eine mangelnde Elastizität bei der Bewegung von Sehnen und Bändern sowie starke Hornhautbildung. Schwie-

* Bei den Charakteristika habe ich die Terminologie von Dr. Kurt Hickethier übernommen.

lige, rissige Hände und Füße, Hühneraugen und Schuppenbildung im Gesicht und auf der Kopfhaut sind ebenfalls Zeichen dieses Mangels.

Nr. 2 *Calcium phosphoricum*

Blässe; wächserne Haut auf Stirn, Nasenwurzel und Ohren. Das beste Kennzeichen dieses Mangels ist ein Wachspuppen ähnliches Gesicht, das oft als »käsig« bezeichnet wird. Zudem besitzen die Muskeln eine schwachen Tonus.

Nr. 3 *Ferrum phosphoricum*

Dunkle, blauschwarze Augenhöhlen, Röte auf Wangen und Stirn, besonders sichtbar bei Fieber.
Besonders an den inneren Augenwinkeln zeigen sich blauschwarze Schatten, die häufig eine kommende fieberhafte Krankheit anzeigen. Diese Schatten können sich auch über das ganze Gesicht ziehen. Dabei ist darauf zu achten, dass es zu keiner Verwechslung mit den Mangelanzeichen von *Kalium phosphoricum* kommt: Diese treten aschgrau und in erster Linie am Kinn auf. Der Ferrum-Schatten verstärkt sich zum inneren Augenwinkel hin.

Nr. 4 *Kalium chloratum*

Bläulich-weiße, milchfarbene Haut.
Die Hautfarbe sieht bläulich-weiß oder manchmal rötlichweiß aus, meist am unteren Augenlid. Diese »Milchfarbe« erstreckt sich, vor allem bei jungen Frauen, oft auch über den ganzen Körper. Es gehen Weißfluss und Drüsenschwellungen mit diesem Mangel einher.

Nr. 5 *Kalium phosphoricum*
Aschgraue Haut, wie ungewaschen.
Die Färbung der Haut sieht schmutzig grau aus und ist blass. Das Aschgrau ist besonders am Kinn zu finden, jedoch ist auch die Augenumgebung oft davon betroffen.

Nr. 6 *Kalium sulfuricum*
Bräunlich-gelbe Haut.
Bei diesem Mangel zeigt oft das ganze Gesicht eine bräunlich-gelbe Färbung, jedoch kann diese auch nur in Flecken auftreten, die auf sonnengebräunter Haut etwas stärker hervortreten.
Achtung: Bei allen drei schwefelsauren Mineralsalzen zeigen sich Mangelzustände in gelblicher Hautfärbung, die sich jedoch durch die Gelbtönung unterscheiden:

- *Kalium sulfuricum:* braun-gelb
- *Natrium sulfuricum:* grün-gelb
- *Calcium sulfuricum:* grau-gelb

Eine genaue Betrachtung ist also notwendig, um die feinen Unterschiede zu erkennen.

Nr. 7 *Magnesium phosphoricum*
Zarte Wangenröte, etwas unnatürlich rosa aussehend.
Ein Mangel kann sich plötzlich bei Erregung, Verlegenheit, Unruhe und Stress als Fleck auf den Wangen nahe der Nasenflügel zeigen, etwa in der Größe einer 2-Euro-Münze. In diesem Zustand fordert der Körper außergewöhnlich viel vom Magnesiumbestand im Blut. Die Röte bleibt so lange, bis der Mangelzustand behoben wird.

Die so genannte Magnesium-Röte ist leichter als die Ferrum-Röte, die im Vergleich etwas bläulich aussieht. Die Magnesium-Röte tritt häufig als rosa Schleier auf. Eine stark abgegrenzte Röte auf der Nase ist dagegen ein Mangel an *Natrium sulfuricum.*

Nr. 8 *Natrium chloratum*

Gedunsenes Aussehen, gelatineartiger Glanz auf der Haut, Schuppen.

Bei Mangel dieses Mineralsalzes sieht das Gesicht aufgeschwemmt und gedunsen aus. Ein gelatineartiger, glänzender Belag auf den Augenlidern, der sich auch über das gesamte Gesicht ausbreiten kann, ist ein weiteres Zeichen sowie leicht gereizte, tränende Augen und Schuppen.

Nr. 9 *Natrium phosphoricum*

Mitesser, große Poren, abwischbarer Fettglanz.

Bei Mangel von *Natrium phosphoricum* werden Fette stark über die Haut abgesondert. Häufig ist das Blut übersäuert, was die speckig glänzende Haut erzeugt. Dies weist auf einen gestörten Säure-Basen-Haushalt hin.

Nr. 10 *Natrium sulfuricum*

Entzündliche Röte, grünlich-gelbe Gesichtsfarbe.

Die entzündliche Röte tritt meist in Flecken an den äußeren Augenwinkeln, der Nasenwurzel, auf der Nase und vor den Ohren auf.

Die Stärke und Verbreitung der Röte gibt einen Hinweis, wie groß der Mangel an *Natrium sulfuricum* ist. Die stark gerötete, etwas bläulich gefärbte Nase wird oft als »Säufernase« bezeichnet, jedoch bekommen sie auch Menschen, die keinen Alkohol trinken. In diesem Fall liegt eine bestimmte Stoffwechselschwäche vor, die mit diesem Mineralsalz positiv beeinflusst werden kann.

Nr. 11 *Silicea*

Nicht abwischbarer glasiger Glanz, frühzeitige Faltenbildung, Krähenfüße.

Bei Mangel sieht das Gesicht aus, als wäre es von einer Glasur überzogen. Dieser Glanz ist nicht abwischbar (wie z. B. der Glanz bei Mangel von *Natrium phosphoricum*). Vertiefte Augenhöhlen, Krähenfüße (fächerartige Falten an den äußeren Augenwinkeln) und Glatzenbildung sind meistens Symptome eines seit langem bestehenden *Silicea*-Mangels. Bei Haarverlust sollte auch der Hormonhaushalt untersucht und auf eventuelle andere Krankheitssymptome geachtet werden.

Nr. 12 *Calcium sulfuricum*

Gelblich-graue Gesichtsfarbe, wächsern, Pigmentflecken.

Bei diesem Mangel zeigen sich eine schmutzige gelblich-graue Gesichtsfarbe, Pigmentflecken bei Schwangerschaft und im fortgeschrittenen Alter. Zudem sehen die Ohren häufig wächsern aus.

Die biochemischen Heilsalben

Die Anwendung der biochemischen Salben ist eine zusätzliche Maßnahme, um die Einnahme der Mineralsalze zu unterstützen. Die Salben können je nach Zustand der erkrankten Körperpartie mehrmals am Tag aufgetragen und einmassiert oder nur, etwas dicker, aufgetragen und mit einem Verband versehen werden. Diese Salbenverbände können auch über Nacht angelegt werden.
Bei nässenden oder eiternden Wunden können anstelle von Salben pulverisierte Mineralsalz-Tabletten aufgetragen werden. Zu Pulver zerstoßene Tabletten werden mit etwas abgekochtem, kühlen Wasser zu einer Paste vermischt und auf die Wunde aufgetragen und mit einem Pflaster oder Verband versorgt. Dazu eignen sich besonders gut:

- *Ferrum phosphoricum* bei Entzündungen und als Erste Hilfe bei allen frischen Wunden und Verletzungen,
- *Silicea* oder *Calcium sulfuricum* bei fortgeschrittenen eitrigen Wunden,
- *Natrium chloratum* bei Brandwunden und wässernden Wunden.

Natürlich ist dann eine raschere Heilung zu erwarten, wenn die Einnahme der relevanten Mineralsalze und die Verwendung der Salben gleichzeitig zum Zuge kommen.

Für die kosmetische Pflege sind die folgenden Salben für eine Langzeitbehandlung nicht geeignet. Sie sind auf Mineralölbasis hergestellt – sie bestehen hauptsächlich aus Vaseline – und besitzen somit keine Haut aufbauenden Eigenschaften. Man kann jedoch pulverisierte Tabletten in eine pflanzliche Creme mischen, um die erwünschte Wirkung zu erzielen.
Die Mineralsalze sind auch als Pulver erhältlich.

Salbe Nr. 1 *Calcium fluoratum*
Bei starker Hautverhornung und Hühneraugen, Operations- und anderen Narben, Ekzemen, Hämorriden, Krampfadern und Venenleiden, zur Vermeidung von Schwangerschaftsstreifen (Striae) und bei mangelnder Elastizität des Hautgewebes nach starken Gewichtsschwankungen.

Salbe Nr. 2 *Calcium phosphoricum*
Bei Gelenkergüssen und -entzündungen, Knochenhautreizungen, Lymphdrüsenschwellungen, Genick- und Kreuzschmerzen, Muskelkrämpfen, eitrigen Hautausschlägen, Wachstumsschmerzen, Ess- und Schlafstörungen bei Kindern.

Salbe Nr. 3 *Ferrum phosphoricum*
Bei entzündlichen Vorgängen und frischen Schürf-, Biss- und Kratzwunden, die nicht mehr bluten, Quetschungen, Verstauchungen, Prellungen, juckenden Hautausschlägen, Wundschmerzen.

Salbe Nr. 4 *Kalium chloratum*

Bei Herpes-Ausschlägen, trockenen Hautkrankheiten mit Schuppenbildung, Hühneraugen, Schwellungen aller Art (auch nach Verletzungen) wie Mumps, Zahnbeschwerden, Drüsen- und Gesichtsschwellungen, Insektenstichen und Tennisarm, zähem langwierigem Husten.
Kalium chloratum kommt in der zweiten Heilstufe zur Anwendung, also nach dem ersten Entzündungsstadium.

Salbe Nr. 5 *Kalium phosphoricum*

Bei Nervenschmerzen, Allergien, Neuralgien, Muskelschwäche und -schwund, Lähmungserscheinungen nach Diphtherie und Schlaganfall, bei Kinderlähmung, Wundbrand, Flechten, nesselsuchtartigen und juckenden Hautausschlägen, kreisrundem Haarausfall.

Salbe Nr. 6 *Kalium sulfuricum*

Bei Hautjucken, Psoriasis, Neurodermitis, Ekzemen, chronisch entzündeten Augenlidern, Glieder-, Gelenks-, Nacken- und Rückenschmerzen, knötchenartigen und eitrigen Hautausschlägen (auch mit Bläschenbildung), trockener und brennender Haut.

Salbe Nr. 7 *Magnesium phosphoricum*

Bei Hautjucken im Alter oder durch nervliche Überbelastung verursacht, Psoriasis, krampfartigen, bohrenden Nerven- und anderen Schmerzen, Migräne, Nacken-, Muskel- und Rückenschmerzen, Wadenkrämpfen.

Salbe Nr. 8 ***Natrium chloratum***
Bei Gürtelrose, Gesichtsrose, Lippenbläschen, Akne, Mitessern, Hautpilzerkrankungen mit weißen Schuppen, Afterfissuren, Folgen von Insektenstichen, Wundliegen bei Kleinkindern, trockener, rissiger Haut.

Salbe Nr. 9 ***Natrium phosphoricum***
Zum Ausgleich des Säure-Basen-Haushalts der Haut; bei Akne, Mitessern und großen Poren, Milchschorf, Furunkulose mit Eiterbildung, Wundrose, Brustdrüsenentzündung im Wochenbett.

Salbe Nr. 10 ***Natrium sulfuricum***
Bei fleckenartig auftretenden Gesichtsrötungen (speziell der Nase), periodisch auftretenden Hautleiden, Hautschwellungen, Frostbeulen, Hautpilzerkrankungen, eitrigen Bläschenausschlägen, Schmerzen im Leber-Galle-Bereich.

Salbe Nr. 11 ***Silicea***
Bei nässenden Ekzemen und Wunden, Fußpilz, starkem Fußschweiß; bei Furunkeln, Abszessen, Geschwüren, Nagelfalzeiterungen im Abheilungsprozess, Schwielen und Hühneraugen, bei frühzeitigen Alterserscheinungen wie schlaffer Haut und Krähenfüßen; stärkt und reinigt das Bindegewebe.

Salbe Nr. 12 ***Calcium sulfuricum***
Bei brennenden Beinen und Füßen, Stirn- und Nebenhöhlenbeschwerden, brennenden und juckenden Hautkrank-

heiten, Furunkeln, Abszessen, Geschwüren und Fisteln im Abheilstadium; reinigt und stärkt das Bindegewebe und regt den Hautstoffwechsel an. Wirkungsweise ähnlich wie *Silicea.*

Das 28-Tage-Schönheitsprogramm

Zahlreiche Krankheiten, vor allem bei Erwachsenen, entstehen durch Autointoxikation, also Selbstvergiftung. Vom Moment der Geburt an kommt Nahrung unmittelbar in die hoch empfindlichen und leicht reizbaren Verdauungsorgane. Abfallstoffe sammeln sich rascher an, als sie ausgeschieden werden können. Nahrungsstoffe, die der Körper nicht verwerten kann, lagern sich als Fett oder Schleim ab, jedoch ist früher oder später eine radikale Reinigung vom Körper zu leisten, um angesammelte Abfallstoffe auszuscheiden.

Viele Unpässlichkeiten oder leichte Erkrankungen sind die äußerlich sichtbaren Zeichen des innerlichen Reinigungsprozesses. Unerwünschte organische Substanzen, die einen fruchtbaren Boden für krank machende Mikroorganismen bieten, werden auf verschiedenen Wegen vom Körper ausgeschieden, und zwar hauptsächlich vom Darm, den Nieren, den Lungen und der Haut. Katarre und Ekzeme sind Beispiele für die Ausscheidung über Haut und Schleimhäute. Es sollten niemals Maßnahmen ergriffen werden, die diese Symptome unterdrücken, denn dadurch werden ernsthafte zukünftige Schäden hervorgerufen.

Forschungen haben ergeben, dass durch die Unterdrückung von Symptomen im frühen Lebensalter Spätfolgen in Form von degenerativen Krankheiten, zum Beispiel

Rheuma, auftreten können. Wir sollten also unseren Körper bei seiner Entgiftungsarbeit so gut wie möglich unterstützen. Am besten ist dies gewährleistet, indem wir ihm – wenigstens für eine Reinigungsperiode von etwa drei bis vier Wochen – nicht zu viel schwere Verdauungsarbeit aufladen, sondern ihm Ruhe, Wärme und eine leichte Kost gönnen und ihm weder Alkohol noch Zigaretten zumuten. Unterstützend während dieser Zeit wirken die im Folgenden angegebenen Schüsslersalze.

Vorbeugen ist besser als Heilen. Das heißt auch, dass schwerere Erkrankungen meist vermieden werden können, wenn Symptome gleich bei den ersten, oft noch schwachen Anzeichen mit biochemischen Mineralsalzen behandelt werden. Dafür sind die Schüssler-Mineralsalze geradezu ideal.

Dem Aufbau von Immunsystem und Blutqualität sollte immer eine gründliche innere Reinigung vorausgehen. Natürlich hat jeder Mensch einen individuellen Stoffwechsel-Haushalt, und darauf sollte man speziell bei einer Behandlung eingehen. Mineralstoffe werden dem Körper aus der Nahrung zugeführt. Im Krankheitsfall kann es jedoch zu Mängeln kommen, die man mit Schüsslersalzen ausgleichen und so die Heilung beschleunigen kann.

Sie finden im Folgenden einige Vorschläge für eine vierwöchige Gesundheits- und Schönheitskur unter Anwendung von Mineralsalzen und Vitaminen und verschiedener anderer ergänzender Möglichkeiten, wie Kräutertees, Aroma-Bäder, Ernährungshinweise und vieles andere.

Falls bereits schwerwiegendere Krankheiten vorliegen, sollte der Arzt vor der Vier-Wochen-Kur befragt werden.

Die ersten 10 Tage dienen der Blutreinigung und Entschlackung und die restlichen 18 Tage dem Aufbau von Blut und Immunsystem.
Besonders entspannend werden während dieser Kur Aroma-Vollbäder mit ätherischen Ölen empfunden. Sie helfen bei der Entschlackung, da der Körper über die Haut Giftstoffe entsorgt.
Es ist eine dringende Notwendigkeit, den Körper durch leichte Ernährung, wie etwa viel frisches Obst, Gemüse und Salate, wenig mageres oder gar kein Fleisch, keine Wurst, wenig Fisch und Milchprodukte, weitgehend zu entlasten.
Einer der gesündesten Eiweißnährstoffe ist Spirulina (Algenpulver). Es ist außerdem reich an bestem Vitamin B, das für dieses Schönheitsprogramm und einen eventuell säuregeschädigten Darm und dessen Gesundung hervorragende Eigenschaften hat. Eine weitere vitale Zellnahrung und zur Blutreinigung geeignet ist das Gerstengras. Es ist im Reformhaus als Pulver erhältlich. Spirulina gibt es in Pulver- als auch Tablettenform.

Mineralsalz-Cocktails und ihre Herstellung

Nr. 1 – Zur Reinigung und Entschlackung

Nr. 4 *Kalium chloratum* D 6	= 5 Tabletten
Nr. 6 *Kalium sulfuricum* D 6	= 5 Tabletten
Nr. 8 *Natrium chloratum* D 6	= 5 Tabletten
Nr. 10 *Natrium sulfuricum* D 6	= 5 Tabletten
Nr. 12 *Calcium sulfuricum* D 6	= 5 Tabletten

Nr. 2 – Zum Aufbau von Blut und Immunsystem

Nr. 2	*Calcium phosphoricum* D 6	= 5 Tabletten
Nr. 3	*Ferrum phosphoricum* D 12	= 5 Tabletten
Nr. 5	*Kalium phosphoricum* D 6	= 5 Tabletten
Nr. 7	*Magnesium phosphoricum* D 6	= 5 Tabletten
Nr. 9	*Natrium phosphoricum* D 6	= 5 Tabletten
Nr. 11	*Silicea* D 12	= 5 Tabletten

Die angegebenen Mengen entsprechen einer Tagesdosis. Tabletten in einer Tasse mit etwas abgekochtem oder stillem Mineralwasser (etwa Volvic oder Vittel) auflösen. Nach ein paar Minuten mit einem Holz- oder Plastiklöffel zerstoßen und in ein größeres Gefäß umgießen und mit etwa ½ Liter Wasser auffüllen. Über den Tag verteilt häufig kleine Schlückchen nehmen – möglichst alle ½ Stunde – und einen kurzen Moment im Mund behalten. Vorher erneut umrühren.
Selbstverständlich können Sie auch die Tabletten in derselben Menge über den Tag verteilt einnehmen. Die Cocktails werden lediglich zur vereinfachten Anwendung vorgeschlagen.

Übrigens: Die Mineralsalze sind auch in Pulverform erhältlich, was für die Herstellung von Cocktails besonders praktisch ist.

Rezepte – (nicht nur) für das 28-Tage-Schönheitsprogramm

Hier sind einige Vorschläge für die Haut- und Schönheitspflege und Rezepte, die Sie, was das Essen betrifft, etwas nach Ihrem Geschmack und Ihrer Erfahrung abändern können, solange Sie im vorgeschlagenen diätetischen Rahmen bleiben.

Antifaltenöl für Gesicht und Hals

Das Öl ist sehr kostbar und leicht selbst herzustellen. Es ist in keiner Weise aufbauschend oder mit Schwellkörpern versehen, die die Haut zunächst prall aussehen, sie dann zusammenfallen und umso schlechter aussehen lassen. Obwohl das Öl vor allem bei »Alterserscheinungen« empfohlen wird, kann es auch zur aufbauenden Hautpflege in jungen Jahren benützt werden.
Es handelt sich um beste natürliche Inhaltsstoffe, die im Naturkosmetikladen oder im Reformhaus erhältlich sind:

50 ml Jojobaöl
5 Tropfen ätherisches Öl Immortelle (Strohblume)
5 Tropfen ätherisches Öl Weihrauch
5 Tropfen ätherisches Öl Rose oder Geranium
5 Tropfen ätherisches Öl Pfefferminze

Alle Öle in einem braunen 50-ml-Apotheker-Fläschchen zusammenmischen und gut verschütteln.
Als Antifalten-Behandlung am Abend, abwechselnd mit einer pflanzlichen Nachtcreme, anwenden.

Weitere wertvolle Tipps zur Gesichtspflege finden Sie im Kapitel »Beschwerden und Erkrankungen von A bis Z« unter den Stichworten »Alterserscheinungen«, »Akne«, »Hände« und »Haut«.

Massage-Öle für den Körper

> ***Hinweis:*** 1 ml sind ca. 30 Tropfen. Die Öle gut verschütteln und nach Belieben anwenden. Sie bleiben sehr lange erhalten, da die ätherischen Öle sie auf natürliche Weise konservieren.

Nr. 1 – Zur Stärkung des Bindegewebes

Für trockene und normale Haut; erfrischend, stärkend.

200 ml Mandelöl oder Sojaöl (oder je zur Hälfte)
3 ml Lemongrasöl
3 ml Weihrauchöl
5 Tropfen Pfefferminzöl

Nr. 2 – Für sehr trockene Haut

Entspannend, beruhigend, verfeinert das Hautbild, aphrodisisch.

200 ml Mandelöl oder Sojaöl (oder je zur Hälfte)
3 ml Geranium oder Rose
3 ml Sandelholz
1 ml Ylang Ylang oder Patchouli

Nr. 3 – Für normale und fettige Haut
Erfrischend, belebend, hebt den Blutdruck, deshalb besser geeignet für den Morgen.

200 ml Mandelöl oder Sojaöl (oder je zur Hälfte)
3 ml Rosmarin
3 ml Petitgrain
1 ml Bergamotte

Nr. 4 – Massageöl gegen Muskelkater, nach Sport und Sauna

200 ml Mandelöl oder Sojaöl (oder je zur Hälfte)
3 ml Fichtennadel
3 ml Zypresse
1 ml Wacholderbeere (während einer Schwangerschaft weglassen!)

Kräutertees

Da sich während dieser Kur enorme Mengen von Stoffwechselgiften und Abfallprodukten lösen und ausgeschwemmt werden sollen, ist die Zufuhr von Flüssigkeit sowie Gaben von Vitamin C und E von allergrößter Wichtigkeit.
Es werden Kräutertees wie die beiden nachfolgenden Tee-Mischungen und stilles Mineralwasser bis zu einer Tagesmenge von etwa 2,5 Liter empfohlen.
Die einzelnen Tees bekommen Sie im Kräuterhaus oder in den meisten Apotheken, wo Sie diese in den gewünschten Mengen abwiegen lassen und zu Hause selbst zusammen-

mischen können. Halten Sie die vorgeschlagenen Teesorten und -mengen möglichst ein, da diese in ihrer Wirkungsweise aufeinander abgestimmt sind.

Kräutertee-Mischung A
Morgens und abends nüchtern je 1 Tasse trinken:

20 g Brennnesselblätter
25 g Holunderblüten
25 g Schlehdornblüten
45 g Birkenblätter

Kräutertee-Mischung B
Morgens und abends nüchtern je 1 Tasse trinken:

35 g Pfefferminze
35 g Stiefmütterchenkraut
20 g Tausendgüldenkraut
15 g Wermut

Die Kräutertees werden folgendermaßen zubereitet: Die Kräutermischung wird nicht aufgekocht, sondern lediglich mit heißem Wasser überbrüht. Der Tee muss dann 7 Minuten ziehen und wird nach dem Abseihen warm getrunken. Auf diese Weise wird verhindert, dass die ätherischen Öle und flüchtigen Wirkstoffe entweichen. Dadurch würde der Tee seine heilende Wirkung verlieren. Um eine optimale Heilwirkung zu erzielen, ist es deshalb notwendig, den Tee immer frisch zuzubereiten. Zum Süßen sollte ausschließlich Honig verwendet werden, besser ist es jedoch, den Tee ungesüßt zu trinken.

Gemüsesuppe

Zur Entschlackung oder Gewichtsreduzierung. Hervorragend geeignet für das 28-Tage-Schönheitsprogramm ist diese wohlschmeckende Gemüsesuppe, von der Sie so viel und so oft Sie Hunger verspüren essen können. Sie kann in größerer Menge zubereitet werden, so dass sie nicht jeden Tag frisch gekocht werden muss. Ganz ohne Fett hergestellt, ist sie sehr gut zur Gewichtsreduzierung geeignet. Achten Sie darauf, dass Sie immer möglichst alle angegebenen Zutaten verwenden, da sie in ihrer Wirkung aufeinander abgestimmt sind.

Zutaten: 4 Karotten
2 Paprika
1 Bund Stangensellerie
1 kleines Weißkraut
1 Strunk Brokkoli
3–4 Tomaten
3–4 Zwiebeln
1 Päckchen Zwiebelsuppe
½ TL Kümmel
3 EL Olivenöl (Öl nach der Kochzeit hinzugeben; zur Gewichtsreduzierung muss das Öl weggelassen werden.)

Das frische Gemüse in kleine Stücke schneiden und mit Wasser bedeckt etwa 35–40 Minuten kochen. Nach 20 Minuten Kochzeit den Kümmel und die Zwiebelsuppe dazugeben und zu Ende kochen.

Geben Sie möglichst wenig Salz, Teigwaren, Reis oder Kartoffeln hinzu, es sei denn, Sie wollen zunehmen. Aus Entschlackungsgründen wäre es vorteilhaft, Vollkorn-Nudeln bzw. -Reis zu verwenden.
Die besten Fette sind Butter und kalt gepresste Öle wie Oliven-, Distel-, Nuss- und Sonnenblumenöl, da sie die essenziellen ungesättigten Fettsäuren liefern.
Außer den angegebenen Brotsorten und -mengen sollte jede andere Art von Brot und Gebäck während der Kur vermieden werden.
Vorteilhafter sind 5–6 kleinere Mahlzeiten als 3 große, da dann die Verdauungsarbeit leichter vor sich gehen kann.
Wenn Sie einen besonders »süßen Zahn« haben, versuchen Sie, dieses Verlangen mit frischem Obst oder ab und zu mit 1–2 Feigen oder Datteln oder getrockneten Bananen zu stillen. Die Erfahrung hat gezeigt, dass nach den ersten beiden Diät-Tagen dieses Verlangen kaum noch auftritt.
Überlegen Sie sich, dass Sie während dieser Zeit etwas Wunderbares für Ihren Körper und Ihre Seele tun. Täglich ausgedehnte Spaziergänge an der frischen Luft, leichte Gymnastik und ausreichender Schlaf führen neben der richtigen Ernährungsweise zum gewünschten Erfolg. Beschäftigen Sie sich mit schönen Dingen, die Ihnen Freude bereiten, und betrachten Sie das Leben von der positiven Seite.
Nach den vier Wochen fühlen Sie sich wie neu geboren, leicht und voller Kraft und Unternehmungslust. Ihre Haut wird Ihnen mit einem klaren und verjüngten Bild danken. Hautunreinheiten und Unpässlichkeiten sind meist ganz verschwunden.

Im Folgenden habe ich ein Programm zusammengestellt, das Sie für Ihre Vier-Wochen-Kur verwenden können. Sollte Ihnen etwas nicht bekommen oder gefallen, so ändern Sie es nach Ihrem Geschmack. Achten Sie jedoch darauf, dass die diätetischen Gesichtspunkte eingehalten werden.
Es ist wichtig, dass Sie die Erläuterungen auf den vorangegangenen Seiten zu dem 28-Tage-Schönheitsprogramm aufmerksam gelesen haben, wenn Sie die Kur zu Ihrem persönlichen Erfolg machen wollen.

1. bis 10. Schönheitstag – Reinigung und Entschlackung

Dieses Programm dient der Reinigung und Entschlackung des Körpers. Es sollte kalorienarm sein, sollte wenig Fett und Salz und möglichst kein tierisches Eiweiß beinhalten. Stattdessen können Spirulina, Tofu oder Sojaprodukte in geringer Menge verwendet werden.
Sie können das Programm täglich im Rahmen der vorgeschlagenen Lebensmittel variieren.

- ***Morgens nüchtern:*** 1 Schluck Mineralsalz-Cocktail Nr. 1 (1–2 Minuten im Mund belassen), den Rest über den Tag verteilt in kleinen Schlückchen in etwa ½-stündlichem Abstand einnehmen;
- ***nach etwa 15 Minuten:*** 10 Tropfen Grapefruitkern-Extrakt oder den Saft von zwei frischen Zitronen in einem Glas Mineralwasser.

- ***Frühstück:*** 1 Tasse Kräutertee A oder B, danach 1 rohe Karotte und 1 Scheibe Knäckebrot mit Butter; dann bis zum Mittagessen verschiedenes Obst, jedoch nicht mehr als eine Banane essen.
- ***Mittagessen:*** Salate, Gemüse oder Gemüsesuppe mit Kartoffeln, Reis oder Vollkorn-Nudeln.
- ***Zwischenmahlzeit:*** 1 Jogurt oder Obst.
- ***Abendessen:*** 10 Minuten vor dem Essen 1 Tasse Kräutertee A oder B; Gemüsesuppe oder Salate mit Jogurt und Zitrone angemacht; dazu Knäcke- oder Vollkornbrot (kein grobkörniges Brot verwenden); 1 Kapsel Vitamin E 400 i.E.; 1000 mg Vitamin C.

Tägliche Körper- und Gesichtspflege

- ***Morgens vor dem Frühstück:*** 10 Minuten Gymnastik, z.B. Seilspringen, Yoga (»Die Fünf Tibeter«) oder ½ Stunde joggen.
  Das Trockenbürsten der Beine und Arme ist ebenfalls zum Aufwecken am Morgen gut geeignet. Nach dem Bürsten sollten die losgelösten Hautschüppchen mit einem Handtuch weggewischt werden, es sei denn, man nimmt danach gleich eine Dusche.
  Nach dem Duschen Bodylotion oder bei sehr trockener Haut Massageöl einmassieren.
  Sollten Sie morgens baden wollen, so ist der Zusatz ätherischer Öle von Rosmarin, Geranium, Zitrone oder Lemongras besonders erfrischend und bringt den Kreislauf in Schwung. Öle zuerst mit etwas Badezusatz oder Shampoo mischen und dann ins Wasser geben.

Gesicht

Nur mit Wasser warm und kalt abspülen und Feuchtigkeitscreme mit 1 Tropfen ätherischem Öl vermischt auftragen. Verwenden Sie

- ***bei normaler Haut:*** Geranium, Rose, Sandelholz;
- ***bei trockener und empfindlicher Haut:*** Lavendel, Mandarine oder Geranium;
- ***bei fettiger Haut:*** Bergamotte, Sandelholz, Wacholderbeere oder Zitrone;
- ***bei älterer Haut und gegen Falten:*** Rose, Sandelholz, Immortelle.

Ätherische Öle sind heilend bei Hautunreinheiten und Pickeln und straffen die Haut.
Danach beenden Sie Ihre Morgentoilette nach Ihren üblichen Gepflogenheiten.

- ***Mittags:*** Wenn Sie berufstätig sind, versuchen Sie in der Mittagspause ein wenig frische Luft zu schnappen oder ein paar Lockerungsübungen (Kniebeugen, Stretching und Schütteln der Arme und Beine) zu machen.
- ***Abends:*** Es sollten während der 28-Tage-Kur zwei bis drei Vollbäder in der Woche gemacht werden. Das hilft, den Körper über die Haut zu entgiften, und wirkt entspannend. Gönnen Sie sich ein besonderes Vergnügen in Form eines wunderbaren Schönheitsbads für Ihre Haut mit 3 Liter Buttermilch und 10–12 Tropfen eines ätherischen Öls. Das beruhigt vor dem Zubettgehen. Es eignen sich hierzu besonders gut Sandelholz, Ylang Ylang und Patchouli, die aphrodisierend und dennoch

sanft wirken. Oder Thymian, Cajeput, Lavendel, Latschenkiefer und Fichtennadel, die beruhigend für die Nerven sind und Linderung bei Erkältungen bringen. Die ätherischen Öle müssen mit etwas Buttermilch oder einem Badezusatz oder mit Honig vermischt werden, damit sie nicht als Fettflecken auf der Badewasseroberfläche schwimmen. In diesem Fall kann es ansonsten zu Hautreizungen kommen.
Ein Aromabad sollte 37–39 °C warm sein und ungefähr 15 Minuten dauern. Nach dem Bad ist die Pflege der Haut mit einem der vorgeschlagenen Massageöle oder feuchtigkeitshaltiger Bodylotion besonders wohltuend.

- ***Tipps für die Gesichtspflege:*** 1-mal wöchentilch den Inhalt einer Vitamin-A-Kapsel in die Nachtcreme mischen. Ein super Pep-up für müde oder welke Haut ist die Mischung von Nachtcreme und Hefe. Nehmen Sie ein erbsengroßes Stück frische Hefe oder eine Messerspitze Trockenhefe, die Sie mit ein paar Tropfen Wasser anfeuchten und dann der Creme beimischen. (Der starke Hefeduft verschwindet bald!)

11. bis 28. Schönheitstag – Aufbau von Blutqualität und Immunsystem

Dieses Programm dient dem Aufbau der Blutqualität und der Stärkung der Abwehrkräfte. Essen Sie auch in dieser Zeit kalorienarm und wenig tierische Eiweißprodukte wie Fleisch, Fisch, Käse und Eier, jedoch viel Obst und Gemüse.

- ***Morgens nüchtern:*** 1 Schluck Mineralsalz-Cocktail Nr. 2 (1–2 Minuten im Mund belassen), den Rest über den Tag verteilt in kleinen Schlückchen in etwa ½-stündlichem Abstand einnehmen;
- ***nach etwa 15 Minuten:*** 10 Tropfen Grapefruitkern-Extrakt oder den Saft von 2 frischen Zitronen in einem Glas Mineralwasser.
- ***Frühstück:*** 1 Tasse grüner Tee oder Kräutertee, danach 1 rohe Karotte, 1 Scheibe Knäckebrot mit Butter, dann verschiedenes Obst, jedoch nicht mehr als eine Banane; 1 Kapsel Vitamin E 400 i. E.; 1000 mg Vitamin C.
- ***Mittagessen:*** abwechselnd Salate oder Gemüse mit Kartoffeln, Naturreis oder Vollkorn-Nudeln oder Gemüsesuppe; 1–2 mal in der Woche etwas Fisch oder Geflügel.
- ***Zwischenmahlzeit:*** 1 Jogurt oder Kefir oder 1 Glas Milch mit 1–2 Scheiben Vollkorn- oder Knäckebrot mit Butter und Honig.
- ***Abendessen:*** Salat oder Gemüse mit Knäcke- oder Vollkornbrot, etwas Quark oder Gemüsesuppe; 1 Kapsel Vitamin E 400 i. E.; 1000 mg Vitamin C.

Tägliche Körper- und Gesichtspflege

Berücksichtigen Sie die Vorschläge im Kapitel »1. bis 10. Schönheitstag« auf Seite 87.
Sie können ganz nach Ihrem Geschmack Salat- und Gemüsesorten abwechseln und zubereiten.
Mit dieser Ernährungsform werden Sie sich bald so wohl fühlen, dass Sie vielleicht Ihre bisherigen Essgewohnheiten (wenigstens teilweise) dafür aufgeben wollen.

Bleiben Sie nach dem Vier-Wochen-Programm noch etwa zwei Wochen bei dem Mineralsalz-Cocktail Nr. 2. Wenn Sie den Eindruck haben, dass er Ihnen wirklich gut getan hat, setzen Sie die Einnahme als tägliche Nahrungsergänzung mit 3–4 Einnahmen und etwa der halben Dosierung auf unbestimmte Dauer fort.

Sollten Sie ein spezifisches gesundheitliches Problem haben, so können Sie die für den Cocktail angegebenen Mineralsalze, oder einen Teil davon, nach der Kur gegen die für Ihr Anliegen geeigneten austauschen. Auch können zusätzlich Vitamine eingenommen werden, über die Sie in den entsprechenden Kapiteln nachlesen können.

Beschwerden und Erkrankungen von A bis Z

Abszess

Gifte und Erreger werden abgesondert und zeigen sich auf einem konzentrierten Punkt in einer stark geröteten Pustel, die später meist eitert.

Im ersten Stadium: *Ferrum phosphoricum* D12 und *Kalium chloratum* D6, stündlich je 2 Tabletten.

Wenn Eiterung eingetreten ist: zusätzlich *Silicea* D12 nehmen, stündlich 2 Tabletten.

Im Endstadium bis zum völligen Abheilen: *Calcium sulfuricum* D6, stündlich 2 Tabletten.

Äußerlich: *Silicea*-Salbe.

Vitamine: Vitamin A 1 mg; Vitamin C, 2 x 1000 mg; Vitamin E, 2 x 400 i.E.; jeweils täglich.

Kräutertee-Mischung Nr. 1 zur Blutreinigung: je 25 g Wegwartenwurzel, Odermennig, Klettenwurzel, Brunnenkresse. 2 TL Kräuterteemischung mit etwa einem 1/4 Liter Wasser 10 Minuten kochen, abseihen und möglichst immer nüchtern oder 1/2 Stunde vor den Mahlzeiten heiß trinken. Dreimal täglich eine Tasse, immer frisch zubereitet.

Kräutertee-Mischung Nr. 2 für besonders hartnäckige Fälle: je 25 g Birkenblätter, Bittersüß, Kamillenblüten. Zubereitung und Dosierung wie unter Kräutertee-Mischung Nr. 1.

Kräuterauflage

Das Auflegen von Kräutern ist sehr hilfreich und entspannt den Abszess. Geeignet sind Bärentraubenblätter, die etwa 5 Minuten mit abgekochtem, noch gut warmem Wasser eingeweicht und dann aufgelegt werden. Die Blätter sollten warm gehalten werden, indem sie mit einem Baumwolltuch abgedeckt werden. Einwirkungszeit etwa 30 Minuten. Der Vorgang kann mehrmals am Tag wiederholt werden.

Acidose (Übersäuerung)

(Siehe dazu auch »Darmpilz«, sowie das Kapitel »Typische Krankheiten ...« auf Seite 13.)

Acidose ist eine weit verbreitete Volkskrankheit geworden. Durch falsche Ernährung, die zu viel tierisches Eiweiß, Süßigkeiten, Weißmehlprodukte, überhitzte Fette und Alkohol enthält, entstehen Gärungsprozesse im Darm, die ein saures Milieu schaffen, in welchem sich krank machende Pilze entwickeln.

Symptome: Hautausschläge, zu fette oder zu trockene Haut und Haare, Übelkeit, Unlust, Müdigkeit, Blähungen, Juckreiz an den Augenlidern, Heuschnupfen, überreizte Schleimhäute und Dauerschnupfen oder chronische Nebenhöhlenentzündungen, Asthma, unruhiger Schlaf, Mundgeruch.

Um der Übersäuerung rasch entgegenzuwirken, können Sie morgens, bevor Sie mit Ihrer Mineralsalz-Einnahme beginnen, nüchtern den Saft von 2–5 Zitronen mit einem großen Glas Wasser trinken.

Die Hauptmittel sind: *Natrium phosphoricum, Natrium sulfuricum, Magnesium phosphoricum* und *Silicea.* Diese sollten in kurzen Intervallen über längere Zeit eingenommen werden, zum Beispiel ab morgens bis etwa 14 Uhr alle 2 Stunden zwei Tabletten von den ersten beiden Sorten und danach *Magnesium phosphoricum* und *Silicea* je 2 Tabletten alle 2 Stunden bis zum Schlafengehen.
Die Ernährung ist unter allen Umständen umzustellen, da eine Behandlung mit Mineralsalzen sonst nur wenig Erfolg hat. Wenn die Symptome nicht verschwinden, sollte man eine mikrobiologische Stuhluntersuchung auf Darmpilz vornehmen und diesen, bei positivem Ergebnis, unbedingt behandeln lassen.
Vitamine: Vitamin A 1 mg (am besten Karotten), Vitamin C 1000 mg und Vitamin E 600 mg täglich sollten neben den Mineralsalzen über lange Zeit eingenommen werden. Die Therapie kann von verschiedenen die Darmflora normalisierenden Tees unterstützt werden wie Krallendorn (»Cat's Claw«), Niemblätter-Tee und Lapacho-Tee.

Kräutertees zur Darmpflege bei Übersäuerung

Zubereitung von Lapacho- und Krallendorn-Tee: 2 EL Tee und 1 Liter Wasser kalt aufsetzen und zum Kochen bringen, 5 Minuten bei schwacher Hitze weiter köcheln lassen. Abseihen und über den Tag verteilt trinken.
Zubereitung von Niemblätter-Tee: 3 EL Tee mit 1 Liter kochendem Wasser anbrühen, 10–15 Minuten ziehen lassen, abseihen und über den Tag verteilt trinken.

Äderchen, gebrochene

(Siehe unter »Couperose«.)

Akne

Akne ist einer der quälendsten Hautzustände, die in jungen Lebensjahren auftreten können. Resignation, Verzweiflung und der Verlust des Selbstwertgefühls sind die Begleitumstände, die die Betroffenen oft im negativen Sinn zu anderen Menschen machen. Sie trauen sich nicht, mit anderen in selbstsicherer Weise zu verkehren und ihre Qualitäten zu erkennen zu geben. Leider wird die Akne oft als »gegebenes Schicksal« hingenommen, und Therapien werden bald nach Beginn wieder abgebrochen, wenn diese nicht bereits in den ersten Tagen Erfolg zeigen. Oder aber sie zeigen sofort Erfolg, und nach Absetzen von Kortison und Antibiotika kommen die Symptome in verstärkter Form zurück.

Akne – Ausdruck der psychischen und seelischen Verfassung

Akne ist ein Ausdruck dafür, dass der Körper sich von Stoffen reinigen will, die er nicht gebrauchen kann. Diese Gifte entstehen zwar aus vielerlei chemischen Zusammenhängen im Körper, aber diese wiederum haben oft seelische Ursachen. So ist häufig die Rede von Glücks- oder Stresshormonen, die durch Erlebnisse vermehrt vom Körper produziert werden und auf unser Wohlbefinden Einfluss nehmen.

Akne kann von solchen Einflüssen herrühren, und deshalb sollte die seelische Seite bei Jugendlichen, die unter dieser Krankheit leiden, genauer betrachtet werden.

Der Lebensabschnitt, der uns die ersten psychisch-seelischen Beschwernisse bewusst macht, ist die Pubertät. Es scheinen regelrechte Naturgewalten zu sein, die da über den jungen Menschen hereinbrechen. Man ist kein Kind mehr, aber auch noch nicht ganz erwachsen. Ein Gefühl des Verlorenseins tritt häufig auf. In diesem von Selbstzweifeln geplagten Seelenzustand sind junge Menschen überempfindlich und sehr verletzlich gegenüber allem, was – vor allem von anderen – auf sie zukommt.

Plötzlich scheinen andere bevorzugt und mehr anerkannt und geliebt zu werden als man selbst, sie scheinen schöner zu sein und mehr Selbstvertrauen zu haben.

Nun, wie gesagt, das spielt sich alles in der eigenen Gedankenwelt ab.

Gedanken sind unsere größte Macht, und deshalb sind sie es, die unser Leben gut oder schlecht gestalten können. Wenn wir sie beeinflussen lernen und sie in eine positive Richtung lenken, werden wir Ziele erreichen, von denen wir bisher nur geträumt haben, denn wir ziehen unweigerlich an, was wir ausstrahlen.

Wenn wir uns über lange Zeit gedanklich damit beschäftigen, dass wir weder klug noch schön sind oder nie Geld haben werden, so ziehen wir diese Umstände automatisch an und bekommen sie auch.

Wenn Eltern ihren Kindern, egal welchen Alters, verbal oder durch ihr Verhalten zu verstehen geben, dass aus ihnen sowieso nichts Rechtes wird, braucht man sich nicht

über das Versagen bereits in der Jugend zu wundern. Solche Eltern nehmen ihren Kindern die Basis für die Gestaltung eines gesunden glücklichen Lebens.
Jugendlichen, die aus solchen Familien kommen, kann man nur raten, sich innerlich so früh wie möglich aus diesen Fängen zu befreien.
Das geschieht am besten dadurch, dass der junge Mensch anfängt, sich selbst zu schätzen und zu lieben, und versucht, sich unabhängig zu machen von Aussagen und Bemerkungen anderer, auf die er in diesem Lebensabschnitt so empfindlich reagiert.
Eine große Hilfe können kurze Meditationen sein, die morgens gleich nach dem Aufwachen und abends kurz vor dem Einschlafen praktiziert werden. Dabei helfen Affirmationen wie etwa: »Ich bin ein Teil des Universums und so gut wie alle anderen, ich kann erreichen, was ich erreichen will. Die göttliche Führung wird mir helfen. Ich glaube an das Gute.«
Man kann auch mit seinen Engeln sprechen und sie um Hilfe bitten bei allen möglichen Dingen des täglichen Lebens.
Der Kontakt zu einem liebevollen Menschen, zu dem man Vertrauen hat – häufig sind das Oma oder Opa –, ist in der Pubertät von lebenswichtiger Bedeutung.
Sport ist zudem eine Möglichkeit, seinen Körper und dessen Fähigkeiten besser kennen zu lernen und gute Freunde zu finden. Jeder junge Mensch, der sich kräftig genug fühlt, sollte Sport betreiben. Er sorgt für körperlichen und seelischen Ausgleich in dieser stürmischen Lebensphase.
Es wird von hormonellen Störungen in der Pubertät als

Ursache für diese Hautkrankheit gesprochen, und ich möchte hier die wesentlichen Zusammenhänge schildern, die auch zu einem großen Ausmaß vom seelischen Befinden abhängen.

Erstmals in der Pubertät zirkulieren größere Mengen Geschlechtshormone im Blut. Die männlichen Hormone (Androgene) regen die Talgproduktion an und der dadurch entstehende Talgüberschuss kann durch die Poren, in denen sich Haarkanäle befinden, nicht genügend abfließen. Es entstehen Entzündungen, wenn die oberste Hautschicht (Epidermis) verhornt ist beziehungsweise die Poren mit Talg verstopft sind.

Damit es nicht zu diesen Entzündungsvorgängen kommen kann, sind die wichtigsten Voraussetzungen die gründliche und richtige Hautreinigung und eine gute Blutqualität.

In dieser Lebensphase machen alle Menschen eine hormonelle Veränderung durch. Deswegen haben aber noch lange nicht alle Akne! Der Grund dafür ist, dass die Hautempfindlichen und jene mit körperlichen Mangelzuständen stärker davon betroffen sind.

In sehr schweren Fällen kann vom Arzt abgeklärt werden, ob ein starkes hormonelles Ungleichgewicht besteht, das eventuell behandelt werden kann. Zuerst sollte man es jedoch auf natürliche Weise, zum Beispiel mit Sport (möglichst im Freien), versuchen. Nicht nur der Sauerstoff an der frischen Luft tut gut, sondern zudem wird der Stoffwechsel angeregt.

Was innerlich und äußerlich gegen Akne unternommen werden kann, ist sehr vielseitig, und die Erfolgsquoten sind sehr unterschiedlich, wobei immer die oben geschilderten seelischen Umstände eine wichtige Rolle spielen. Zunächst ist eine Entgiftung des Körpers notwendig, welcher der Aufbau des Blutes folgen sollte. Lesen Sie zu diesem Thema auch das »28-Tage-Schönheitsprogramm« ab Seite 76. Vielleicht entschließen Sie sich zunächst dazu, denn es ist möglich, dass dann die Haut bereits gesund geworden ist.

Das hier vorgeschlagene Akne-Programm ist jedoch speziell auf diese Hautkrankheit abgestimmt, und Sie werden sicher Erfolg damit haben.

Mineralsalz-Behandlung bei Akne

Grundsätzliche Behandlung: Im entzündlichen Stadium: *Ferrum phosphoricum* D12, *Kalium chloratum* D6.

Wenn die Pusteln oder Pickel zu eitern beginnen: *Calcium sulfuricum* D6, *Silicea* D12.

Vorschlag zu einer Mineralsalz-Kur bei Akne

- ***Vom 1. bis 10. Tag:*** alle 2 Stunden (von morgens bis ca. 16 Uhr) je 2 Tabletten von *Ferrum phosphoricum* D12, *Kalium chloratum* D6, *Natrium sulfuricum* D6 zur Entschlackung und Entgiftung. Während der gesamten Kur viel Wasser und Kräutertee trinken!
- ***Vom 11. bis 20. Tag:*** alle 2 Stunden je 2 Tabletten *Calcium sulfuricum* D6, *Natrium phosphoricum* D6, *Silicea* D12. Diese Mittel lassen die Pusteln reifen, bis sie sich entleeren und abheilen.
- ***Ab dem 21. Tag und länger:*** morgens alle 2 Stunden (bis etwa 14 Uhr) je 2 Tabletten von *Calcium phosphoricum*

D 6 und *Ferrum phosphoricum* D 12. Von etwa 14 Uhr alle 2 Stunden bis zum Schlafengehen je 2 Tabletten von *Kalium phosphoricum* D 6 und *Magnesium phosphoricum* D 6.

Diese Dosierungen sollten für einige Wochen oder Monate, je nach Zustand und Besserung, eingenommen werden. Die Art der Einnahme mag zunächst kompliziert klingen, aber schon bald wissen Sie alles auswendig und stellen fest, dass Sie bald ganz problemlos mit den Mineralsalzen umgehen können!
Liegt eine Übersäuerung (siehe dort) im Körper vor, so können Sie zusätzlich *Natrium phosphoricum* D 6 zur Langzeit-Behandlung einnehmen.

Vitamin-Behandlung bei Akne
Die hier vorgeschlagenen Vitamine können in Kombination mit den Mineralsalzen genommen werden.
Tagesdosierung:
- Vitamin A 1 mg, noch besser: 2 rohe Karotten morgens; nüchtern Vitamin-B-Komplex, am besten in Form von Spirulina;
- Vitamin B_6, 30 mg;
- Vitamin B_5 (Pantothensäure) 300 mg;
- Vitamin E, 400 i. E.;
- Vitamin C, 1000 mg, 2-mal täglich;
- zudem können noch die Spurenelemente Zink und Selen wie auf der Packungsbeilage angegeben eingenommen werden.

Multivitamin-Tabletten sollten nur eingenommen werden, wenn sie kein Jod enthalten. Sie sind außerdem zu schwach dosiert, um Mangelzustände zu beheben, und deshalb lediglich zum Erhalt des bereits erreichten Wohlbefindens geeignet.
Grapefruitkern-Extrakt ist ebenfalls eine empfehlenswerte Möglichkeit, das Immunsystem zu stärken und die Entschlackung zu fördern. Es wirkt stark antiseptisch und kann sowohl innerlich als auch äußerlich angewendet werden. (Siehe hierzu auch »Darmpilz«.)

Kräutertees gegen Akne

Bei Akne vulgaris, der eitrigen Akne, die rote bis bläuliche Pusteln aufweist, sollte auf jeden Fall eine reinigende und aufbauende Behandlung mit Mineralsalzen, wie im 28-Tage-Schönheitsprogramm beschrieben, vorausgehen, in welchem die Kräutertee-Kuren genau beschrieben sind. Diese zusätzliche Tee-Kur ist auch bei der weniger schlimmen Akne und zahlreichen Pickeln von großem Vorteil, da sie Gifte schneller löst und ausschwemmt.
Zur größeren Auswahl werden hier noch drei Kräutertee-Mischungen beschrieben. Eine Tee-Mischung sollte längstens 3–4 Wochen getrunken werden, danach sollte, um eine Gewöhnung zu vermeiden, zu einer anderen gewechselt werden. Diese drei Mischungen können Sie jedoch auch täglich abwechseln.
Die Zubereitung ist bei allen drei Sorten gleich: 1 EL Tee mit 1 Tasse kochendem Wasser anbrühen, 10 Minuten ziehen lassen und noch heiß trinken. Der Tee sollte jedes Mal frisch zubereitet und 3-mal am Tag getrunken werden.

- ***Mischung 1:*** je 25 g Brennnesselblätter, Johanniskraut, Salbei, Ringelblume, Kamille.
- ***Mischung 2:*** je 25 g Arnikablüte, Hirtentäschelkraut, Stiefmütterchen, Kamille.
- ***Mischung 3:*** je 15 g Kamille und Stiefmütterchen und je 25 g Fenchel und Löwenzahn.

Kosmetische Hautpflege bei Akne

Die Akne-Haut ist meist großporig und überfettet; überschüssiger Talg und Staub aus der Luft verstopfen die Poren. Deshalb ist die tägliche gründliche Reinigung besonders wichtig.

Dazu eignet sich eine seifenfreie Wasch-Lotion aus der Apotheke, die pH-neutral ist (z. B. »pH5 Eucerin« oder »sebamed«). Zur Nachreinigung kann eine milde alkoholfreie Lotion, zum Beispiel mit Hamamelis oder Kamille, verwendet werden. Bei der häufigen Anwendung von Alkohol werden die Talgdrüsen noch mehr zur Fettproduktion angeregt. Man sollte ihn allenfalls zur Desinfizierung nach dem Ausdrücken eines Pickels benützen.

Einmal wöchentlich sollten eine gute Oberflächen-Reinigung mit einem Peeling und ein Gesichtsdampfbad erfolgen, das bevorzugt am Abend durchgeführt wird, so dass Sie danach zu Bett gehen können.

Die im Handel erhältlichen Peelings (z. B. Seesand-Mandelkleie) sind einfach zu handhaben. Gehen Sie einfach nach den Anweisungen auf der Packung vor.

Das Peeling ist wichtig zum Abtragen abgestorbener Hautzellen, die sonst die Poren verstopfen und dem Talg die Möglichkeit zum Abfließen nehmen. Das Peeling kann während eines Dampfbades aufgelegt werden, da ist es besonders wirksam. Allerdings muss es dann mit warmem Wasser entfernt werden, falls danach die Unreinheiten ausgedrückt werden sollen. Bei kaltem Wasser ziehen sich die Poren zusammen, und das ist ungünstig zum Ausdrücken!

Gesichtsdampfbad zur Reinigung

Für das Dampfbad überbrüht man 3 EL Kamillenblüte oder Huflattich (es können auch 2 Teebeutel verwendet werden) mit 2 Liter kochendem Wasser in einer Schüssel. Man hält das Gesicht darüber und überdeckt den Kopf mit einem Frottee-Handtuch, so dass der Dampf nur langsam entweichen und abkühlen kann.

Anstelle des Tees kann man dem Wasser etwa 5 Tropfen ätherisches Lavendel-, Fichtennadel- oder Teebaumöl beigeben.

Nach etwa 5–7 Minuten trocknen Sie die Haut mit einem Papiertüchlein und drücken jetzt Pickel oder Pusteln und Mitesser aus, die reif sind. Dieser Vorgang sollte niemals mit den puren Fingernägeln geschehen, da die Haut mit dieser Methode verletzt wird und oft Narben verursacht werden.

Danach tupfen Sie auf die ausgedrückten Stellen etwas Teebaum- oder Lavendelöl. Diese Öle können Sie pur verwenden. Achten Sie jedoch beim Kauf darauf, dass es eine gute Qualität aus biologischem Anbau ist.

Zur Pflege der ganzen Gesichtshaut ist nach dem Dampfbad, vor allem nach einem Peeling, das Auftragen einer Creme sehr wichtig.

Bei sehr fettiger Haut ist eine Feuchtigkeitscreme, bei trockener Haut eine Nährcreme geeignet. Sie können der anzuwendenden Creme einen Tropfen ätherisches Öl beimischen.
Bei sehr fettiger Haut nehmen Sie am besten Bergamotteöl, Wacholderbeeröl oder Zitronenöl, denn sie sind fettausgleichend, bei normaler bis trockener Haut Lavendel- oder Mandarinenöl, bei empfindlicher Haut Geranium oder Teebaumöl. Die ätherischen Öle wirken entzündungshemmend sowie antiseptisch und fördern somit die rasche Abheilung.

Arnika-Heilöl gegen Pickel und unreine Haut

Dieses Heilöl hat sich immer wieder bewährt.

50 ml Jojobaöl mit etwa
30 Tropfen Arnika-Tinktur (erhältlich im Kräuterhaus oder in der Apotheke)

mischen und gut verschütteln. Dieses Öl kann als Nachtpflege oder nach dem Dampfbad aufgetragen werden. Es hat neben nährenden und befeuchtenden auch stark heilende Eigenschaften.

Die nachfolgend vorgeschlagenen Gesichtspackungen können nach dem Gesichtsdampfbad aufgetragen werden.

Gesichtspackungen bei Akne

Packung Nr. 1

1 EL Weizenkleie mit etwas heißem Wasser verrühren,
so dass ein geschmeidiger Brei entsteht,
1/2 TL Bio-Jogurt,
5 *Ferrum phosporicum*, pulverisiert,
5 *Calcium sulfuricum*, pulverisiert.

Alles gut verrühren und eine dicke Schicht auf die Haut auftragen. Mit einem feuchten Gesichtstuch und darüber einem trockenen Tuch abdecken. Einwirkzeit: mindestens 30 Minuten, währenddessen sollte man sich niederlegen und ruhen. Die Packung zuerst warm, dann kalt abwaschen und trocknen, danach Creme oder Arnika-Heilöl auftragen.

Packung Nr. 2

1 TL Heilerde,
etwas abgekochtes, warmes Wasser,
so dass ein dicker Brei entsteht,
2 Tropfen Zitronenöl,
1/2 TL frischer Zitronensaft.

Alles gut verrühren und eine dicke Schicht auf die Haut auftragen und mit einem feuchten Frotteetuch und dann mit einem trockenen Tuch abdecken, damit die Maske nicht zu schnell trocknet und spannt. Die Einwirkungszeit beträgt etwa 10 Minuten, währenddessen man sich zur Entspannung niederlegen sollte. Die Maske zuerst warm, dann kalt abwaschen, Gesicht trocknen und Creme oder Arnika-Heilöl auftragen.

Packung Nr. 3
½ Würfel Hefe oder 1 Tütchen Trockenhefe mit etwas Kamillen- oder grünem Tee und 1 TL Jogurt zu einer Paste mischen und auf die Haut auftragen. Wenn die Packung etwas angetrocknet ist, mit lauwarmem Wasser abspülen. Haut eine Zeit lang ohne Creme lassen.

Denken Sie bei der Behandlung nicht nur an die Pickel, sondern auch daran, dass dazwischen noch gesunde Haut ist, die gut behandelt werden möchte.
Es ist von Vorteil, wenn eine pflanzliche Nachtcreme mit etwas Fett verwendet wird. In diesem Buch können Sie häufig über Öle lesen, die ich zur Hautpflege vorschlage. Sie sind sanft und wunderbar für die Haut und auch gegen die Unreinheiten und Pusteln. Wenn der Haut das ganze Fett entzogen wird, verhärtet sie und leidet. Natürlich muss es das richtige Öl sein, das verwendet wird. Besonders geeignet für die Gesichtshaut ist das sehr feine Jojobaöl, kalt gepresstes Mandelöl und Weizenkeimöl. Man braucht es nicht täglich anzuwenden, aber es ist eine willkommene Abwechslung zu Cremes.
Morgens reicht ein Abspülen des Gesichts mit gut warmem und danach kaltem Wasser, also ohne Reinigungsprodukt. Danach verfahren Sie mit der Feuchtigkeitscreme wie oben beschrieben und geben vor dem Auftragen ein paar Tropfen Teebaumöl oder 1 Tropfen Grapefruitkern-Extrakt bei.
Wenn Sie etwas gegen die Großporigkeit der Haut unternehmen wollen, können Sie mit *Natrium phosphoricum* D 6 und *Silicea* D 12 von innen behandeln und anstelle

Teebaumöl etwas Bergamotteöl, Zitronenöl oder Wacholderbeeröl verwenden. Diese Öle sind besonders gut geeignet bei großporiger und fettiger Haut.
Teebaumöl und Lavendelöl können bei jedem Hauttyp angewendet werden, und zwar kann man sie pur oder in größerer Menge in die Creme mischen und auf die Haut auftragen.
Wacholderbeeröl, Zitronenöl und alle anderen ätherischen Öle dürfen nicht pur, sondern nur sehr sparsam verwendet werden, also mischen Sie davon höchstens 1 Tropfen in die jeweilige Creme. Sollte Ihnen dieser noch zu stark sein, so machen Sie sich in einem kleinen braunen Apotheker-Fläschchen eine Halb-und-Halb-Mischung aus Zitronen- oder Wacholderbeeröl und Jojobaöl. So können Sie die Wirkung nochmals verringern. Geben Sie von dieser Mischung immer einen Tropfen zu Ihrer Creme.
Diese Behandlung trägt sehr zu einer schnelleren Abheilung der Hautunreinheiten bei, da die ätherischen Öle antiseptisch wirken und die Haut jung erhalten.
Sollten Sie Teebaumöl wegen seines strengen teerigen Geruchs nicht mögen, so können Sie stattdessen auch Lavendelöl nehmen, das ebenfalls pur verwendet werden kann.
Außerdem empfehlen sich als weitere wohltuende Behandlung Kompressen. Man tränkt ein Frotteetuch mit Kamillentee, Kamillosan (Apotheke) oder mit heißem Gurkensaft und legt es auf die gründlich gereinigte Haut. Um die Wärme zu halten, muss ein trockenes Tuch darüber gelegt werden. Einwirkungszeit etwa 15 Minuten, währenddessen man sich hinlegen sollte. Danach die Haut trocknen.

Vollbad bei Akne, Ekzemen und Dermatosen
Ein Vollbad mit 35 °C Wassertemperatur einlassen und

5 EL Kochsalz,
20 Tabletten *Kalium chloratum*,
20 Tabletten *Natrium sulfuricum*,
20 Tabletten *Silicea*
mit etwas Wasser auflösen und dem Bad beigeben.

Badezeit: etwa 15–20 Minuten. Eventuell warmes Wasser zulaufen lassen, damit die Temperatur nicht unter 35 °C sinkt (Badethermometer verwenden).
Nach dem Trocknen die Haut mit Arnika-Heilöl einreiben.

Ernährungsvorschläge bei Akne
Zu vermeiden sind alle konservierten Nahrungsmittel, zu viel Süßigkeiten, vor allem Cola-Getränke etc., Bohnenkaffee, zu häufiger Fleischgenuss, zu viel Käse und jodhaltige Speisen, da Jod die Akne verschlimmert. So ist es von Vorteil, während der Heilkur und bis zum völligen Abklingen der Akne kein jodiertes Kochsalz zu verwenden.
Nicht geeignet sind außerdem sehr scharfe Gewürze wie Pfeffer, Tabasco und fertige glutenhaltige Suppen- und Soßenwürfel und -gewürze (Glutamat). Auch sollte auf Alkohol und Zigaretten weitgehend verzichtet werden.
Sehr gesund für die Haut sind frische Gemüse, vor allem dunkelgrüne Blattgemüse, leicht gedämpft, Salate mit Olivenöl und Zitrone angemacht, frisches Obst, Reis, Kartoffeln und Teigwaren aus Hartweizengrieß, höchstens einmal wöchentlich gedämpfter oder in Folie gegarter Fisch (Vorsicht, Jod!).

Eier, rohe Zwiebeln und roher Knoblauch sind sehr geeignet wegen ihres hohen Schwefelgehaltes.
Von stark reinigender Wirkung und zur besseren Verdauung dienen alle bekannten Küchenkräuter wie Rosmarin, Thymian, Oregano, ab und zu ein Stückchen frische Peperoni, Dill, Petersilie, Schnittlauch, Knoblauch, Kümmel und Schwarzkümmelöl. Von Letzterem kann täglich dreimal 1 TL eingenommen werden.

Allergien

Blutreinigung und Aufbau des Immunsystems sind am wichtigsten! (Siehe dazu auch »Darmpilz« und das Kapitel »Typische Krankheiten ...« auf Seite 13.)
Häufigste Ursachen sind: Übersäuerung des Blutes durch falsche Ernährung, Gärung durch zu viel Eiweißzufuhr, die starke Darmverschleimung verursacht, Mineral- und Vitaminmangel.
Antibiotika-Behandlungen, die die Darmflora ins Ungleichgewicht bringen. Die häufigste Folge ist Candida albicans (Hefepilz).
Stress und große nervliche Belastungen verursachen eine verstärkte Ausschüttung von Säuren ins Blut durch die Nebennierenrinde und schwächen so das Immunsystem.
Eine weitere, oft unterschätzte Ursache können Schimmelpilze sein. Sie treten sowohl an Lebensmitteln als auch an oder zwischen Wänden durch Feuchtigkeit auf. Wärme, Nässe bzw. Feuchtigkeit bieten das beste Milieu dafür. Die Forschung hat viele daraus resultierende allergische Reaktionen entdeckt, ist jedoch noch lange nicht am Ende an-

gelangt. Schimmelpilze sollten nicht unterschätzt werden, denn sie sind hochgiftig. Wenn das Immunsystem nicht vollkommen stabil ist, verursachen sie Krankheiten wie Atemnot, Schwindel, Kreislaufstörungen, Erbrechen, Hautausschläge. Vermutlich sind sie noch für weitere Erkrankungen verantwortlich, die man heute noch nicht damit in Zusammenhang bringt.

Die Behandlung von Allergien jeglicher Art: Eine Kombination aus *Calcium phosphoricum* D 6, *Kalium chloratum* D 6, *Natrium phosphoricum* D 6 sowie Vitamin-B-Komplex, Vitamin C und Vitamin E.
Zusätzlich bei Stresssituationen: *Magnesium phosphoricum* D 6, *Kalium phosphoricum* D 6, *Natrium phosphoricum* D 6.
Übersäuerung: *Natrium phosphoricum* D 6, *Natrium sulfuricum* D 6; Ernährung umstellen; morgens nüchtern den Saft von 2 Zitronen mit Mineralwasser, über den Tag Lapacho-Tee trinken.
Hautausschläge mit Juckreiz: *Calcium phosphoricum* D 6, *Magnesium phosphoricum* D 6, *Silicea* D 12.
Augenlidrötungen mit Juckreiz: *Natrium chloratum* D 6, *Silicea* D 12.
Atemnot: *Natrium sulfuricum* D 6, *Kalium chloratum* D 6, *Magnesium phosphoricum* D 6.

Alterserscheinungen

Über Jahre habe ich beobachtet, dass ein erheblicher Prozentsatz von Menschen, die viel und regelmäßig Fleisch und Wurst essen, im Gesicht älter, faltiger, gedunsen, fahl oder stark gerötet aussehen. Vor allem ist dies ab etwa dem 35. Lebensjahr deutlich feststellbar.

Wenn Fleischprodukte abgesetzt werden, tritt bereits schon nach 1–2 Tagen eine Veränderung im Aussehen ein. Das Gesicht wirkt glatter, ist nicht verquollen, die Augen sind klarer, und die Haut bekommt nach und nach eine gesündere Farbe. Auch schwer verdauliche Eiweiße von Fisch, Eiern und Käse haben eine ähnliche Wirkung. Wie innen, so außen – es ist also das gesamte Körpersystem mit diesen Eiweißgiften belastet, und das zeigt sich auf der Haut oder durch gesundheitliche Schäden. Ich empfehle nicht, gar keine Eiweiße zu essen, denn sie sind Bausteine für unseren Körper, jedoch können wir gesünder leben mit etwa der Hälfte der heute üblichen Menge verzehrten Fleisches. (Siehe hierzu auch »Darmpilz«.)

Hervorragend geeignet dagegen sind Obst und Gemüse. Sie bekommen dem Körper, schwemmen Gifte und Schlacken aus und liefern die notwendigen Vitamine und Mineralstoffe, die den Körper jung und gesund erhalten. Mit zunehmendem Alter wird es immer wichtiger, kalorienarm zu essen. In jungen Jahren steckt der Körper noch so manche Belastung durch Völlerei weg, obwohl da schon der Grundstein für die Gesundheit im fortgeschrittenen Alter gelegt wird und es auch dann schon viel gesünder wäre, kalorienarm, aber mineralstoff- und vitaminreich zu essen.

Frühzeitige Faltenbildung und andere degenerative Alterserscheinungen haben viel mit diesen Zusammenhängen zu tun, jedoch haben gewisse Vorgänge verschiedene Ursachen und können auch genetisch bedingt sein. Auch in diesem Fall kann durch eine gesunde Lebenshaltung vieles vermieden werden.

Für die Hautspannung, das heißt ihre Festigkeit und deren Erhaltung, sind besonders die Minerale *Calcium fluoratum*, *Silicea* (Kieselsäure) sowie Vitamin A, Vitamin C, die B-Vitamine und Vitamin E wichtig.

Regelmäßig eingenommen oder genügend durch die Nahrung zugeführt, kann der Falten bringende Altersprozess stark verzögert werden.

Die Stärkung des Bindegewebes zur Vermeidung von schlaffem Gewebe, die Erhaltung von Elastizität in Sehnen, Bändern und Knochen sowie die Gesunderhaltung der inneren Organe und ihrer Funktionen wird durch diese Mineralsalze und Vitamine ganz besonders gefördert.

Kosmetische Behandlungen aller Art können zu einer schöneren Haut nur dann beitragen, wenn von innen die richtigen Voraussetzungen gegeben sind. Das betrifft sowohl die gesunde Ernährung als auch eine ausgeglichene Psyche. In jungen Jahren sind diese Zusammenhänge meistens äußerlich noch nicht so sichtbar, aber später erntet man, was man einmal gesät hat.

Tipp: Den Inhalt einer Vitamin-A-Kapsel oder eine Messerspitze angefeuchtete Trockenhefe der wöchentlichen Gesichtsmaske oder der Nachtcreme beimischen.

Hautglättende Verjüngungsmaske für Gesicht und Dekolletee

15 Tabletten *Silicea* D12 zu Pulver zerstoßen,
1 gehäufter TL Quark,
1 Eigelb,
½ TL Bienenhonig.

Alles verrühren und mit einem Pinsel oder Messerrücken in einer dicken Schicht auf Gesicht und Hals auftragen. Man sollte sich dann mit der Maske etwa 15–20 Minuten niederlegen, damit sich die Gesichtsmuskulatur entspannt und die Haut schön glatt wird.
Nach der Einwirkungszeit die Quarkmaske mit kaltem Wasser abwaschen, trockentupfen und Antifaltenöl, eine pflanzliche Feuchtigkeitscreme oder Nachtcreme auftragen.
Sollte die Maske zu stark durchbluten, also zu starker Rötung oder Brennen führen, so lassen Sie den Honig weg. Bei sehr trockener Haut oder starken Halsfalten kann die Haut vor und nach der Maske mit dem Antifaltenöl (siehe Seite 115) massiert werden. Mischen Sie 2–3-mal wöchentlich den Inhalt einer Vitamin-A-Kapsel in eine Pflegecreme. Das darin enthaltene Retinol wirkt wahre Wunder gegen Alterserscheinungen.

> ***Hinweis:*** Diese Maske ist auch für die Hände eine Verjüngungskur!

Feuchte Gesichtskompressen zur Festigung und Glättung der Haut

Diese Kompressen sind einfach herzustellen. Man nimmt etwa 2–3 EL eines der unten aufgeführten Tees auf 1 Liter Wasser, bringt beides zum Kochen, nimmt es von der Kochstelle und lässt den Sud 10 Minuten ziehen.

Dann wird der Tee abgesiebt. Man lässt ihn gut abkühlen, taucht ein Baumwolltuch ein und legt die Kompresse für mindestens ½ Stunde über das Gesicht und den Hals. Mit einem kleinen Handtuch abdecken, damit der Umschlag nicht zu schnell abkühlt.

Folgende Pflanzen, die alle im Kräuterhaus oder in der Apotheke als Tees erhältlich sind, eignen sich besonders gut zu diesen verjüngenden und heilenden Behandlungen und auch für Vollbäder:

- ***Rosmarinblätter:*** durchblutungsfördernd, anregend, reinigend;
- ***Schachtelhalm:*** festigt das Gewebe, glättet die Haut;
- ***Lavendelblüten:*** beruhigend, heilend, entspannend;
- ***Kamillenblüten:*** entzündungshemmend, heilend;
- ***Borretsch:*** durchblutungsfördernd, belebend bei müder und welker Haut, verjüngend.

Für ein Vollbad einen Tee mit etwa 50 g Teeblättern und 1–2 Liter Wasser zubereiten. Nach 10 Minuten Ziehen abseihen und dem Badewasser zugeben.

Badezeit 15–20 Minuten mit Zulauf warmen Wassers, um die Temperatur auf mindestens 37 °C zu halten.

Antifaltenöl für Gesicht und Hals

Dieses Öl habe ich vor vielen Jahren nach Abschluss meiner Ausbildung als Aromatherapeutin kombiniert. Im Lauf der Jahre hat es sich immer mehr verbessert, und inzwischen ist es eine richtige Kostbarkeit geworden.

Die meisten meiner Kosmetik-Kundinnen (und deren Ehemänner, ja, die Herren mögen das Öl besonders gern!) und ich haben es seitdem ständig mit großem Erfolg angewendet.

Das Öl glättet feine Fältchen, vermeidet neue und stärkt den Hauttonus. Das Öl besteht aus edlen Zutaten und ist leicht selbst herzustellen. Die Inhaltsstoffe bekommt man im Aroma-Laden oder im Reformhaus.

50 ml Jojobaöl
5 Tropfen ätherisches Öl Immortelle (Strohblume)
5 Tropfen ätherisches Öl Weihrauch
5 Tropfen ätherisches Öl Rose oder Geranium
3 Tropfen ätherisches Öl Pfefferminze

Alle Öle in einem braunen 50-ml-Apotheker-Fläschchen mischen und gut verschütteln.

Als Antifalten-Behandlung jeden zweiten Abend, abwechselnd mit einer pflanzlichen Nachtcreme, anwenden. Es kann auch wöchentlich abgewechselt werden.

Man bleibt so lange jung,
solange man lernen kann, Gewohnheiten zu ändern
und Widerspruch zu ertragen!

Gesichtsmassage

Hierbei gilt es, behutsam vorzugehen. Das Streichen über das Gesicht mit einer Creme ist nicht wirklich eine Massage. Massiert man jedoch mit größerem Druck, besteht die Gefahr des Zerrens, was vor allem für die dünne Haut um die Augen schädlich ist. Das Wichtigste bei Gesichtsmassagen ist die Aufwärtsbewegung der Hände, d. h., das Aufwärtsstreichen wird mit ganz leichtem Druck, das Abwärtsstreichen ohne Druck ausgeführt.

Die wirkungsvollste und am besten jung erhaltende Massagemethode ist das »Slapping«. Es ist so ähnlich, als würden Sie sich ein paar sanfte Ohrfeigen geben. Die Hände werden ganz locker über das ganze Gesicht, Hals und Dekolletee geklatscht, bis die Haut von der Durchblutung gerötet ist. Die Haut wird dadurch gut mit Nährstoffen aus dem Blut versorgt, und angestaute Abfallprodukte werden über die Lymphbahnen abtransportiert. Die Haut ist danach besonders aufnahmefähig für Pflegepräparate oder eine Maske.

Gesichtsgymnastik

Dies ist eine Möglichkeit, die Gesichtsmuskulatur zu stärken und zu erhalten. Man braucht dazu keine Anleitung – schneiden Sie einfach Grimassen, jede etwa 15- bis 20-mal. Und lachen Sie viel, das ist gesund, schließlich ist das ja lustig, was Sie da machen!

Gesichtsguss

Dies ist eine andere ausgesprochen erfrischende und jung erhaltende Behandlung. Er steigert die Durchblutung und

die Konzentrationsfähigkeit, erfrischt die Augen und strafft die Haut.
Das Gesicht wird über das Waschbecken oder die Badewanne nach vorne gebeugt, und mit der Handdusche beginnt man auf der rechten Gesichtsseite, dann die linke und dann kreisend über die Stirn und das ganze Gesicht für etwa 1–2 Minuten. Nach dem Abtrocknen Creme auftragen.
Diese Methode ist übrigens eine ganz hervorragende Vorbeugung gegen Schnupfen und Nebenhöhlenentzündungen. Anwendung natürlich nur in gesundem Zustand!

Trockenbürsten und Massagen

Zur Pflege der meist zu trockenen Körperhaut, vor allem an Armen und Beinen, ist das tägliche Trockenbürsten und die Massage mit einem der vorgeschlagenen Öle (siehe »Antifalten-Öl« auf Seite 115) geeignet und wohltuend.
Die Bürstenmassagen lösen verhornte Hautschuppen und stimulieren die Zellneubildung. Bevor eine Lotion aufgetragen wird, ist es empfehlenswert, die Haut mit einem Handtuch trocken abzureiben, um gelöste Hautpartikel zu entfernen.

Neben all diesen Pflegemaßnahmen darf der achtstündige Schönheitsschlaf nicht vergessen werden. Er ist die Basis für ein ausgeruhtes, entspanntes Gesicht und wirkt Falten glättend. Ebenso wichtig ist die tägliche Bewegung an frischer Luft. Ohne diese beiden Maßnahmen nützt die beste Creme nichts.

Alters- und Schwangerschaftsflecken

Die bräunlichen Flecken treten zuerst an den Händen auf, dann können sie sich über Arme, Gesicht und Hals verbreiten.

Gute Erfolge werden erzielt, wenn man Mineralsalze mit den folgenden Vitaminen über einen längeren Zeitraum hinweg kombiniert: *Kalium chloratum* D 6 und *Kalium sulfuricum* D 6; 100 mg Vitamin B_5 (Pantothensäure); 100 mg Vitamin B_3 (Nikotinsäureamid); 5 mg Folsäure. Die Vitamine dreimal täglich zu jedem Essen einnehmen.

Als äußerliche Behandlung lässt das regelmäßige Auftragen von Calendula-Creme (Apotheke), der ein Tropfen ätherisches Zitronenöl beigemischt wird, die Flecken verblassen.

Die während der Schwangerschaft auftretenden braunen Pigmentflecken verschwinden meist nach der Geburt des Kindes wieder.

Augen

- ***Geschwollene Augenlider und Tränensäcke (oft vererbt):*** *Kalium chloratum* D 6, *Natrium chloratum* D 6, *Silicea* D 12; kalte Milch- oder Jogurtkompressen (Wattepads dazu benützen) oder folgende Kompressen auflegen: Zu gleichen Teilen Schachtelhalm und Birkenblätter mischen, ½ TL davon mit ½ Tasse kochendem Wasser anbrühen, 10 Minuten ziehen lassen und abseihen. Nach dem Abkühlen Wattepads damit tränken und für ca. 10 Minuten auflegen.

- ***Krähenfüße:*** Diese feinen Fältchen um die Augen sind meistens Lachfalten und machen im Aussehen nicht alt! Sie können frühzeitig behandelt werden. Eine wunderbare Augencreme können Sie selbst ganz einfach herstellen: Zu etwa gleichen Teilen Aloe-Vera-Gel und Jojobaöl gut verrühren und am Abend dünn auftragen. Diese Creme kann auch für das ganze Gesicht und die Augenlider wie eine Maske aufgetragen werden. Die Wirkung für die Augenumgebung kann mit Pads, die mit Tee getränkt werden, wie oben beschrieben, noch verstärkt werden. Das ist eine wunderbar befeuchtende Behandlung, die die Haut jünger und straffer macht. Etwa 10 Minuten einwirken lassen und mit einem Kosmetiktuch die übrige Creme abwischen. Eine weitere Creme ist dann nicht mehr nötig.
- ***Gerötete Augenränder:*** *Ferrum phosphoricum* D 12, *Natrium chloratum* D 6, *Silicea*; mit gelblichen klebrigen Absonderungen: zusätzlich *Calcium sulfuricum* D 6; nasse Kamillen-Teebeutel für ungefähr 10 Minuten auflegen.
- ***Blutunterlaufene Augen:*** *Ferrum phosphoricum* D 12, *Kalium chloratum* D 6.
- ***Augen kleben am Morgen zusammen; mit cremiger Absonderung:*** *Kalium chloratum* D 6, *Natrium phosphoricum* D 6; mit Kamillentee spülen.
- ***Gerstenkorn:*** *Ferrum phosphoricum* D 12, *Kalium chloratum* D 6; wenn es reif ist und offen: *Silicea* D 12 zum Abheilen.
- ***Sklera (Lederhaut des Auges) gelb:*** *Natrium sulfuricum* D 6, *Magnesium phosphoricum* D 6.

- ***Augen tränen leicht in der Kälte und bei Schnupfen:*** *Natrium chloratum* D 6.
- ***Augen sehen trübe, nicht strahlend aus:*** *Natrium phosphoricum* D 6, *Kalium phosphoricum* D 6. Beim Arzt abklären lassen, ob ein Darmpilz vorliegt. Trübe Augen, fahle Gesichtshaut und ständige Müdigkeit sind meist Anzeichen dafür.
- ***Bindehautentzündung:*** *Ferrum phosphoricum* D 12, *Kalium chloratum* D 6 und *Calcium sulfuricum* D 6.

Kompressen können aus vielen Sorten Kräutertees hergestellt werden wie z. B. aus Kamille und Fenchel oder aus einer Mischung von Augentrost, Raute, Thymian und Fenchel.
Die Zubereitung ist denkbar einfach: ½ Teelöffel Tee mit ½ Tasse kochendem Wasser anbrühen, 10 Minuten ziehen lassen und danach abseihen. Nach dem Abkühlen Wattepads damit tränken und für ca. 10 Minuten auflegen.

Beine

- ***Dicke Beine:*** abnehmen und täglich Muskel aufbauende Beinübungen; besonders geeignet sind Jogging, Seilspringen, Schwimmen, Gymnastik, Wassergymnastik und Radfahren.
- ***Haare an den Beinen:*** Siehe dazu unter »Haarentfernung« auf Seite 154.

Körperpeelings und Bürstenmassagen sind eine wirkungsvolle Behandlung für die Beine, sie kurbeln den Stoff-

wechsel an, und nachfolgende Massagen mit Massageöl, dem einige Tropfen ätherisches Lemongrasöl beigemischt werden, straffen die Haut und wirken entschlackend. In der Ernährung auf salz- und fettarme Kost achten.
Eine Gewichtsreduzierung wird unterstützt durch die Mineralsalze *Natrium sulfuricum* D 6, *Calcium phosphoricum* D 6 und *Kalium chloratum* D 6.
(Siehe auch unter »Cellulite«, Seite 125, und »Das 28-Tage-Schönheitsprogramm«, Seite 76.)

Besenreiser

Calcium fluoratum D 12, *Calcium phosphoricum* D 6, *Silicea* D 12 sowie tägliches Radfahren und warm-kalte Duschen an den Beinen bringen Erfolg: 3- bis 4-mal abwechselnd gut warm und kalt einen weichen Wasserstrahl über die Beine rinnen lassen. Das Bein soll wie von einem Wasservorhang bedeckt sein. Der warme Strahl soll etwas länger dauern als der kalte; die Dusche mit kaltem Wasser beenden.
Danach eine geeignete Salbe, z. B. *Calcium-fluoratum*-Salbe, Beinwell- oder Rosskastaniencreme einmassieren.
Wenn Krampfadern vorhanden sind, dürfen Salben nur mit leichten Streichbewegungen und ohne Druck aufgetragen werden (Thrombosegefahr).
Wird eine Verödung der Besenreiser durch Laser-Behandlung in Erwägung gezogen, ist es in jedem Fall von großem Vorteil, das Gewebe durch eine vorherige Behandlung mit den oben genannten Mineralsalzen zu stärken.
Nach der Verödung kann erneutem Auftreten von Besen-

reisern mit den oben geschilderten Maßnahmen entgegengewirkt werden. Am wichtigsten sind hier die Mineralsalze *Calcium fluoratum* D12 für die Elastizität der Gefäße sowie *Silicea* D12 zu ihrer Stärkung.
Wasseransammlung (Ödem): *Natrium chloratum* D6, *Natrium sulfuricum* D6 (Ursache beim Arzt abklären lassen).

Bindegewebsschwäche

Schwaches Bindegewebe ist häufig vererbt. Bei starken Gewichtsverlusten und Schwangerschaft entstehen dann meist Risse (Striae) in der Haut. Menschen mit schwachem Bindegewebe neigen auch eher zu Krampfadern.
Zur Prophylaxe kann man folgende Maßnahmen ergreifen: Mineralsalze *Calcium fluoratum* D12, *Calcium phosphoricum* D6, *Silicea* D12; zusätzlich Vitamin C 2000 mg; Vitamin E 600 i.E.; Vitamin B_5 300 mg, jeweils täglich. Diese Kombination kann während der Schwangerschaft zur Vorbeugung von Striae (Schwangerschaftsstreifen) eingenommen werden.
Regelmäßige Massagen mit *Calcium-fluoratum-* oder *Silicea-*Salbe.
Gesichtsdampf- und Wannenbäder mit Schachtelhalm stärken das Bindegewebe: 2 EL Schachtelhalmtee auf 1 Liter kochendes Wasser genügen für das Gesichtsdampfbad. Das Wasser kann später oder am nächsten Tag für feuchte Gesichtsumschläge verwendet werden.
Für ein Vollbad brauchen Sie etwa 5 EL Schachtelhalmtee auf 1 Liter Wasser, der abgeseiht und dann dem Badewasser zugesetzt wird.

Die tägliche Massage mit einem Bindegewebe stärkenden Öl nach Bad, Dusche oder Trockenbürsten ist wohltuend, strafft und glättet die Haut.

Massageöl zur Stärkung des Bindegewebes
200 ml Mandelöl oder Sojaöl
3 ml Lemongrasöl
3 ml Weihrauchöl
5 Tropfen Pfefferminzöl

Bindegewebsentzündungen: *Ferrum phosphoricum* D 12, *Kalium chloratum* D 6, *Natrium sulfuricum* D 6.
Es können sowohl Tabletten als auch Salben angewendet werden.
Schlaffes Gewebe: *Calcium fluoratum* D 12, *Silicea* D 12, Vitamin C.

Bindehautentzündung

Ferrum phosphoricum D 12, *Kalium chloratum* D 6, *Calcium sulfuricum* D 6 sowie Vitamin C, 3 x 1000 mg.
Erste Hilfe: Spülungen mit Kamillentee.
Bis zur völligen Abheilung obige Mineralsalze und Vitamin C einnehmen. Darüber hinaus Spülungen oder Augenbäder wie folgt durchführen: Einen Tee zubereiten aus 1 EL einer Kräutermischung aus Kamillenblüten, Augentrost und Ringelblumen mit einem 1/4 Liter kochendem Wasser, nach 10 Minuten abseihen und nach dem Abkühlen Kompressen (getränkte Wattepads) auf die Augen legen. (Siehe auch unter »Augen«.)

Blässe

Anhand der Antlitz-Diagnose (siehe dazu Seite 66) die Gesichtsfarbe prüfen und Mängel klären.
Wenn die Charakteristik nicht klar zu Tage tritt, helfen bei allgemeiner Blässe und fahlem Aussehen die Mineralsalze *Kalium phosphoricum* D 6, *Ferrum phosphoricum* D 12 und *Calcium phosphoricum* D 6.
Falls außer Blässe noch andere Krankheitssymptome auftreten, siehe hierzu auch unter »Darmpilz«.

Blasen

Blasen sind wässrig gefüllt durch Druckstellen oder Verbrennungen: *Natrium chloratum* D 6 (Tabletten und Salbe).
Blasen an den Lippen (Herpes): *Ferrum phosphoricum* D 12 und *Kalium chloratum* D 6. Dies ist das reinste Wundermittel!
Einnahme: abwechselnd alle 10 Minuten 2 Tabletten am ersten Tag, ab dem zweiten Tag alle 2 Stunden je 2 Tabletten bis zum völligen Abklingen.
Eine oder zwei zerstoßene Tabletten *Ferrum phosphoricum* D 12 können mit etwas Wasser zu einer Paste gemischt und auf die Bläschen aufgetragen werden.

Bluterguss (Hämatom, blaue Flecken)

Erste-Hilfe-Maßnahme: sofort nach der Verletzung Eis auflegen.

Ferrum phosphoricum D 12, *Kalium chloratum* D 6, *Calcium fluoratum* D 12. Diese Salze sollten ein paar Wochen lang eingenommen werden.
Äußerlich kann *Silicea*-Salbe angewendet werden oder – ein reines Wundermittel – Strohblumenöl (Immortelle), das man mit etwas Speiseöl vermischt und in die Haut massiert.

Candida albicans

(Siehe dazu »Darmpilz«.)

Cellulite (Orangenhaut)

Dies sind Ablagerungen, d. h. Schlacken, die von Lymphe, Blut und anderen Körperflüssigkeiten nicht mehr aufgenommen und abtransportiert werden können. Sie setzen sich im Gewebe fest und geben nach außen ein unebenes, der Schale einer Orange ähnliches Bild ab.
Um Cellulite zu verhindern, sind Schlackenlösung, Säureneutralisierung, Ausscheidung von Giftstoffen und die Regenerierung der Mineralstofflager im Körper nötig.
Mit der im 28-Tage-Schönheitsprogramm (siehe dazu ab Seite 76) geschilderten Ernährungsweise sowie der Einnahme der Mineralsalze und Vitamine können diese Vorgänge im Körper in Bewegung gesetzt werden.
Zur Schlackenlösung, Säureneutralisierung und Entsorgung von Giftstoffen sollten die Mineralsalze *Kalium chloratum* D 6, *Natrium phosphoricum* D 6, *Natrium sulfuricum* D 6 und *Calcium sulfuricum* D 6 sowie 600 i. E. Vi-

tamin E und 2000 mg Vitamin C für etwa 10–14 Tage eingenommen und wöchentlich 2–3 basische Vollbäder (wie unten beschrieben) genommen werden.
Wenn Sie sich gleichzeitig für eine Gewichtsabnahme entscheiden, sind nach der Reinigungskur die Mineralsalze *Silicea* D 12, *Natrium phosphoricum* D 6 und *Kalium chloratum* D 6 die passenden Mittel für eine Langzeit-Behandlung zur Bekämpfung der Cellulite.
Für eine erfolgreiche Behandlung sind außerdem sportliche Betätigung und Bewegung an der frischen Luft unerlässlich. Lange Spaziergänge, Jogging, Aerobic, Gymnastik, Tennis, Schwimmen und Bürstenmassagen sind die besten Helfer.
Ebenso zwingend notwendig ist eine salz- und fettarme, fleischlose Kost mit wenig tierischem Eiweiß, das mit Spirulina hervorragend ersetzt werden kann, sowie mit viel Obst und Gemüse.
Morgens ein großes Glas Zitronenwasser (Saft von 2–5 frischen Zitronen in stillem Mineralwasser) auf nüchternen Magen trägt zum Abbau von überschüssigen Säuren und Schlacken im Körper und damit zu Ihrem Wohlbefinden bei.

Vollbäder mit entschlackenden Zusätzen

Ein Vollbad zur Entschlackung sollte eine Temperatur von mindestens 37–39 °C haben. Um diese Wärme zu halten, muss man während der Badezeit von 15–20 Minuten mehrmals heißes Wasser zulaufen lassen.
Dieses Mineralbad dient der Lösung der Schlackenstoffe aus dem körpereigenen Stoffwechsel, von Harn- und

Milchsäure sowie von Nikotin und Kaffee. Durch die Entgiftung wird die Haut straffer, Cellulite und Dehnungsstreifen werden deutlich weniger sichtbar.

Vollbad zur Entschlackung der Haut

1 Päckchen Luvos Heilerde
30 Tabletten *Kalium phosphoricum* D 6
30 Tabletten *Magnesium phosphoricum* D 6
30 Tabletten *Calcium phosphoricum* D 6
5 EL Kochsalz (ohne Jod)

Badezeit: ca. 20 Minuten bei etwa 39 °C. Haut nach dem Bad mit klarem Wasser abspülen und Anti-Cellulite-Massageöl (siehe unten) einmassieren.

Vollbad zur Entschlackung und bei Müdigkeit und Unlust

Ein Aromabad ist eine besonders entspannende Möglichkeit, Körpergifte loszuwerden und die Lebensgeister zu wecken. Nehmen Sie auf ein Vollbad

10 Tropfen Lemongrasöl
10 Tropfen Rosmarinöl
1 EL Honig, Sahne oder Jogurt.

Die Zutaten zuerst miteinander vermischen und dann dem Wasser zusetzen. *Badezeit:* ca. 15 Minuten bei etwa 39 °C. Da dieses Aromabad ätherisches Rosmarinöl enthält, sollte es nicht zu kurz vor dem Zubettgehen genommen werden, da es eine aufmunternde Wirkung hat und den Blutdruck belebt.

Zur weiteren Behandlung nach dem Bad hier das Rezept für ein leicht herzustellendes, wirksames Massageöl:

Anti-Cellulite-Massageöl

100 ml Mandel- oder Jojobaöl
10 Tropfen Lemongrasöl
10 Tropfen Grapefruitöl
5 Tropfen Geraniumöl

Gut verschütteln und regelmäßig die Beine damit massieren. Wenn Krampfadern vorhanden sind, wird das Öl nur mit sanftem Druck aufgetragen.

Zur Unterstützung des Entschlackungsvorganges ist die folgende Kräutertee-Mischung geeignet:

Kräutertee-Mischung zum Entschlacken

50 g Löwenzahnwurzel
50 g Queckenwurzel
50 g Wegwartenwurzel
25 g Fenchel

1 EL Tee mit 1 Tasse kochendem Wasser anbrühen, 10 Minuten ziehen lassen und noch heiß trinken. 3-mal täglich 1 Tasse, immer frisch zubereitet, trinken.

Kräuterkompressen

Zur Unterstützung der Entschlackung können Kräuterkompressen aufgelegt werden. Dazu mischt man Schachtelhalmblätter und Schafgarbenblüten zu gleichen Teilen.

2 EL davon mit ½ Liter kochendem Wasser aufbrühen, auf etwa 40 °C abkühlen lassen und mit Baumwolltüchern Umschläge anlegen. Die Kompresse mit Handtuch und Wolldecke abdecken, damit sie nicht zu schnell abkühlt. Bei Krampfadern muss der Sud auf etwa 30 °C abkühlen. Die Einwirkzeit ist ca. ½ Stunde. Danach Anti-Cellulite-Massageöl (siehe Seite 128) auftragen.

Couperose (gebrochene Äderchen)

Diese tritt nur im Gesicht auf und ist in den meisten Fällen durch Bindegewebsschwäche und zu starke Temperaturunterschiede entstanden, vor allem von zu viel Sonne oder Bestrahlung auf der Sonnenbank. Couperose tritt häufiger bei sehr hellhäutigen Menschen auf. Die Veranlagung zu Gefäßschwäche ist erblich. Die frühzeitige Einnahme von Mineralsalzen kann das Brechen von Kapillaren verhindern. Es kommt darauf an, die Elastizität der Gefäße zu erhalten: *Calcium fluoratum* D 12 und *Calcium phosphoricum* D 6, *Silicea* D 12.

Die Verödung ist die sicherste Methode, die geröteten Äderchen zu entfernen. Um ein erneutes Auftreten zu vermeiden, sollten Gewebe und Kapillarwände gestärkt werden mit den obigen Mineralsalzen sowie Vitamin C 2000 mg täglich, Vitamin E 400 i. E. täglich, Spirulina (B-Vitamine), B_{12} ist am wichtigsten. Eine Langzeit-Behandlung ist nötig. Äußerlich können *Calcium-fluoratum-* oder *Silicea-*Salbe angewendet werden.

Zur Abdeckung der Haut sind grüne Abdeckstifte oder Camouflage-Make-up geeignet, die der Rötung entgegenwirken. Es gibt sie von verschiedenen Firmen in Kosmetikgeschäften. (Siehe dazu auch »Rosacea«.)

Darmpilz (Candida albicans)

Aufbau einer gesunden Darmflora. Die häufigsten Symptome sind im Folgenden noch einmal aufgeführt: Jucken und Entzündung der Haut und Schleimhäute, Nebenhöhlen, Ohren, Mandeln, Genitalien, Neurodermitis, Minderung der Sehkraft und Juckreiz an den Augenlidern, Beeinträchtigung der Libido, Schmerzen in Gelenken und Gliedmaßen, Sinusitis und Erkältungserscheinungen, Heuschnupfen, Asthma, Rheuma, Harnwegsinfekte, Übelkeit, Erbrechen, Durchfall, starke Blähungen, Verstopfung, allgemeine Lustlosigkeit, Müdigkeit, Abgeschlagenheit und blasses, ungesundes Aussehen, schlechte Haut und brüchige Haare, Geschwüre in Magen und Darm, Gastritis, Ohrenschmerzen, Meningitis, Blutzuckerschwankungen, schlechtes Gedächtnis und Unmut, Herzrhythmusstörungen, Menstruationsbeschwerden und Frauenkrankheiten, Schwangerschaftsbeschwerden, Unfruchtbarkeit bei beiden Geschlechtern, Prostata-Erkrankungen, Migräne, Kopf- und Gelenkschmerzen und in vielfältigster Form Allergien, die sich häufig als Hautkrankheiten, Dauerschnupfen und Erstickungsanfälle nach dem Genuss bestimmter Nahrungsmittel äußern.

Hinweis: Siehe dazu auch das Kapitel »Typische Krankheiten ...« auf Seite 13.

Bei Frauen wird eine Mykose oft zuerst als Scheidenpilz bemerkt, die bald nach Einnahme von Antibiotika auftritt und beim Geschlechtsverkehr auf den Partner übertragen wird.

Behandlungsvorschläge gegen Darmpilz

Zuerst noch einige Erklärungen zu den Vorgängen im Darmtrakt, um die vorgeschlagenen Maßnahmen besser nachvollziehen zu können.

Durch orale Einnahmen von Antibiotika und bei überhöhter Zucker-, Alkohol- oder Eiweiß-Zufuhr entstehende Gärsäuren wird die Darmflora zerstört, und der in jedem Darm vorhandene Candida-albicans-Pilz kann ungehindert wuchern. Der Pilz kann nur durch die Darmbakterien einer gesunden Darmflora in Schach gehalten werden. Wird diese durch obige Vorgänge zerstört, nimmt der Pilz mit rasanter Geschwindigkeit zu und kann sich im ganzen Körper ausbreiten. Er durchdringt die Darmwände und gelangt so über Blut und Lymphe in jede Körperzelle und verursacht die geschilderten Symptome, die Ausdruck von inneren Erkrankungen sind.

Der Pilz ist gierig und ernährt sich mit Vorliebe von allen zucker- und hefehaltigen Speisen sowie Alkohol jeglicher Art. Eine Ausnahme bildet Milchzucker mit Acidophilus-Jogurt kombiniert, da der Milchzucker die in dieser Jogurt-Kultur enthaltenen gesunden Bakterien vermehrt!

Alle B-Vitamine sowie Vitamin K, das eine wichtige Funktion in der Blutgerinnung hat und in kleinen Mengen in der Leber lagert, werden von bestimmten Bakterienstämmen im Darm erzeugt. Diese Darmbakterien sind haupt-

sächlich Acidophilus, wie man sie in Joghurt findet oder in größerer Konzentration in den nachfolgend erwähnten Medikamenten. Wenn täglich acidophilushaltige Produkte gegessen oder eingenommen werden, verwandelt sich die ganze Bakterien-Population im Darm in Milchsäure-Organismen, aus denen zu 80 Prozent der Stuhl besteht und die Gas erzeugende, stinkende und krank machende Bakterienarten vernichten.
Diese wichtigen Bakterien leben ausschließlich von Milchzucker und können innerhalb von 5 Tagen absterben, wenn dieser nicht in der Ernährung enthalten ist.
Wenn nun nicht darauf geachtet wird, die Darmflora wieder aufzubauen, zu pflegen und ihr die notwendigen Nahrungsmittel zuzuführen, persistiert der Pilz über lange Zeit, meistens über Jahre, und beschert uns ein Leben voller Krankheiten und Beschwerden.
Eine kombinierte Behandlung mit Mineralsalzen und Produkten, die diesen Vorgang unterstützen, ist notwendig und bei konsequenter Durchführung sehr erfolgreich.
Zum Aufbau eines durch Antibiotika-Einnahmen, Gärungsvorgänge oder Übersäuerung gestörten Darmmilieus ist die Zufuhr von Acidophilus-Kulturen unerlässlich. Zwei bis drei kleine Becher Jogurt täglich, der mit diesen Kulturen angereichert ist (oder das entsprechende Medikament) und denen je 1 EL Milchzucker zugegeben wird, sowie eine gesunde Anti-Pilz-Diät sind die beste, natürliche Möglichkeit, die Darmflora wieder ins Gleichgewicht zu bringen. Die Schüssler-Mineralsalze unterstützen dabei vorzüglich, nicht nur durch die Minerale, sondern weil ihre Grundsubstanz aus Milchzucker besteht.

Wenn Sie lieber zur schulmedizinischen Chemie greifen wollen, so finden Sie für die Pilztherapie verschiedene Antimykotika auf dem Markt (»Nystatin«, »Natamycin«, »Adiclair«), die meist rasche Hilfe bringen und vom Arzt verschrieben werden müssen. Auch die Darmflora aufbauende Medikamente wie »Symbioflor«, »Omniflora«, »Colibiogen«, »Hylak forte« und »Perenterol«, die teilweise Lebendbazillen enthalten, sind schnelle Helfer und haben kaum negative Nebenwirkungen. Die Einnahme dieser Präparate wird allerdings nur zum Erfolg führen, wenn eine strikte Anti-Pilz-Diät eingehalten wird.

Mineralsalz-Cocktail zum natürlichen Aufbau einer gesunden Darmflora

Nr. 3	*Ferrum phosphoricum* D 12	= 5 Tabletten
Nr. 7	*Magnesium phosphoricum* D 6	= 5 Tabletten
Nr. 8	*Natrium chloratum* D 6	= 5 Tabletten
Nr. 10	*Natrium sulfuricum* D 6	= 5 Tabletten
Nr. 12	*Calcium sulfuricum* D 6	= 5 Tabletten

Tabletten in einer Tasse mit etwas abgekochtem oder stillem Mineralwasser (etwa Volvic oder Vittel) aufweichen. Nach ein paar Minuten mit einem Holzlöffel zerstoßen, in ein größeres Gefäß umgießen und mit etwa ½ Liter stillem Mineralwasser auffüllen.
Über den Tag verteilt häufig kleine Schlückchen nehmen – möglichst jede Stunde – und einen Moment im Mund behalten. Vorher mit Holz- oder Plastiklöffel umrühren, da Metall eine unerwünschte chemische Reaktion auslöst.
Selbstverständlich können die Tabletten auch in derselben

Menge über den Tag verteilt normal eingenommen werden. Der Cocktail wird lediglich zur vereinfachten Anwendung vorgeschlagen.

Vitamine: B-Komplex, am besten in Form von Spirulina. Außerdem 2–3 Becher Bio-Jogurt mit Acidophilus-Kulturen, denen man 1 EL Milchzucker je Becher zugibt.
Dazu können morgens nüchtern, vor Einnahme der Mineralsalze, 15 Tropfen Grapefruitkern-Extrakt in einem Glas Wasser eingenommen werden. Abends nochmals 15 Tropfen etwa ¼ Stunde vor dem Essen einnehmen. Wenn der Extrakt gut bekommt, kann die Dosis auf 3-mal 20 Tropfen täglich erhöht und für etwa 3 Wochen beibehalten werden.
Dieser Extrakt ist als zuverlässiger Pilzkiller in der Naturheilkunde entdeckt worden. Er ist wirksam gegen alle möglichen Pilzarten, die jedoch in der ganzen Bandbreite noch nicht vollständig erforscht sind. Zudem bekämpft er erfolgreich Helicobacter-pilori-Bakterien.
Als begleitende Maßnahme zusätzlich zu den in diesem Kapitel dargestellten Behandlungen ist dieses Präparat sehr empfehlenswert.

Durch falsche Ernährung ist bei vielen Menschen ein Übersäuerungs-Milieu im Darm entstanden, das ebenfalls den Pilz wuchern lässt. Den Grad der Übersäuerung kann man mit Teststreifen messen, die in den Urin gehalten werden. Die Teststreifen gibt es in der Apotheke.
Falls eine sehr starke Übersäuerung vorliegt, kann auch eine Zeit lang »Basika« eingenommen werden. Dies ist ein

Mittel, das den Säure-Basen-Haushalt ausgleicht und als Tabletten, Pulver und Granulat in der Apotheke erhältlich ist.
Man sollte vorsichtig damit umgehen, um keine Einseitigkeit (zu basisches Milieu) zu verursachen. Deshalb sollte das Säure-Basen-Verhältnis immer wieder mit den Teststreifen überprüft werden.
Es ist für die Gesundheit äußerst wichtig, dass der Säure-Basen-Haushalt im Gleichgewicht ist. Wenn z. B. die Blase ein stark basisches Milieu aufweist, halten sich bestimmte Bakterienstämme bevorzugt und so lange dort auf und machen krank, bis der Säureausgleich stattfindet (am besten mit Ascorbinsäure). Oft findet man hier die Antwort für chronische Blasenentzündungen.
Eine ähnliche basische Wirkung wie Basika haben Zitronen. Man kann morgens 2–5 frische Zitronen ausdrücken und mit einem großen Glas Wasser nüchtern trinken. Das trägt meist spontan zu einem lange nicht mehr gehabten Wohlbefinden bei.
Die Einnahme dieser basischen Mittel ist eine Empfehlung, die nur in besonders schlimmen Fällen angewandt werden sollte. Ansonsten kann mit der richtigen Ernährungsweise erfolgreich vorgegangen werden.

Da beim Absterben der Pilze starke Toxine freigesetzt werden, kommen bei manchen empfindlichen Menschen etwas Kopfweh und/oder Übelkeit auf. Deshalb sollte der Körper bei der Ausscheidung der sich lösenden Gifte unbedingt unterstützt werden durch reichliches Trinken sowie die Einnahme von Mineralsalz-Cocktail Nr. 1 (siehe

»Das 28-Tage-Schönheitsprogramm«), Vitamin C, mindestens 2000 mg, Vitamin E, 600–800 i. E. täglich.

Eine weitere pilztötende Maßnahme ist das Trinken von Lapacho-Tee. Die fein abgeschilferte Baumrinde des Lapachobaums aus dem noch wenig verschmutzten Regenwald liefert seltene, hochwertige Stoffe, die das Immunsystem stärken. In Südamerika wird Lapacho-Tee nicht nur gegen Candida albicans, sondern in der Krebsbehandlung, bei Anämie als Blutbildner, bei Bronchitis, Neurodermitis, Diabetes, Gastritis, Infektionskrankheiten im Darm, Leukämie und Parkinsonscher Krankheit mit Erfolg angewendet. Er entgiftet, indem er Leber und Galle unterstützt. Zudem vermindert er die toxische Wirkung einer Chemotherapie. Er ist darüber hinaus blutdrucksenkend, harntreibend und schmerzstillend. 2 EL Tee in 1 Liter Wasser geben, zum Kochen bringen und bei niedriger Hitze 5 Minuten köcheln lassen. Danach 15 Minuten ziehen lassen, absieben und über den Tag verteilt trinken.

Die folgenden zwei Kräutertees sind ebenfalls sehr geeignet, die Darmflora aufzubauen und zu pflegen:

- ***Niemblätter-Tee:*** 1 gehäuften TL Tee mit 1 Tasse kochenden Wassers anbrühen, 10 Minuten ziehen lassen. 3-mal am Tag frisch zubereitet trinken.
- ***Krallendorn-Tee (auch Cat's Claw genannt):*** 3 EL Tee mit kaltem Wasser ansetzen und zum Kochen bringen, bei kleiner Hitze 5 Minuten köcheln und danach 10 Minuten ziehen lassen. Über den Tag verteilt trinken.

Die Tees sind im Kräuterhaus oder im Reformhaus erhältlich.

Anti-Pilz-Ernährung

Eine besondere Bedeutung kommt bei der Behandlung von Mykosen der Ernährung zu. Um den Pilz erfolgreich zu bekämpfen, sind die folgenden Gesichtspunkte die wichtigsten.

Es sollte eine Anti-Pilz-Kur mit den oben beschriebenen Maßnahmen von mindestens 3 Wochen Dauer durchgeführt werden. Danach muss die Ernährung hauptsächlich auf Nahrungsmittel umgestellt werden, die während der Kur zu bevorzugen sind (siehe unten).

Selbstverständlich können Sie auch nach Ihrem eigenen Ermessen nur die Vorschläge ausprobieren, die Ihnen am meisten zusagen. An der Wirkung können Sie ja erkennen, ob die durchgeführten Maßnahmen ausreichen.

Die richtige Ernährung ist trotz der beschriebenen therapeutischen Maßnahmen unerlässlich und nach der Behandlung fortzuführen, da der Pilz sonst schnell wieder überhand nehmen kann. Hier die wichtigsten Empfehlungen für das Essverhalten während einer Anti-Pilz-Kur:

Nahrungsmittel, die während der Kur zu vermeiden sind

- Zucker (Rohr- und Rübenzucker), Traubenzucker, (wenn Zucker unbedingt sein muss, ist Fruchtzucker am besten);
- Honig, Konfitüre, Schokolade, alle zuckerhaltigen Speisen wie Puddings, Aufläufe, Kuchen, Kekse; alle süßen Limonaden und Cola-Getränke;

- nicht selbst gepresste Obstsäfte, Malzgetränke (Bier), Kompott, Süßweine;
- Ketchup, Fleisch, Wurst, Käse, Hamburger;
- Pizza, Weißmehlprodukte wie Nudeln etc., Brötchen, Weißbrot, Reis.
- Genussmittel wie Kaffee, schwarzen Tee, Alkohol und Nikotin stark reduzieren.
- Sollten Schlaf-, Abführ-, Aufputschmittel oder Entwässerungsmedikamente eingenommen werden, so ist ihre eventuelle Absetzung mit dem Arzt oder Heilpraktiker zu besprechen.

Nahrungsmittel, die während der Kur zu bevorzugen sind

- Vollkornprodukte wie Brötchen, Brot, Knäckebrot, Nudeln und Naturreis;
- Kartoffeln (kleine Mengen pro Mahlzeit essen);
- schonend gegartes Gemüse (Dampfkochtopf) wie alle Kohlsorten, Brokkoli, Karotten, Fenchel, Bohnen, Paprika und Peperoni, Rote Bete; Tomaten (roh), Rettiche, Avocados, Auberginen, alle grünen Salate, Gemüsesaft, rohes und gekochtes Sauerkraut, Spinat (alles ohne Zusatz von Mehl oder Soßenbinder kochen);
- Geflügel (wenig);
- klare Brühe, Gemüsesuppe (siehe dazu das Rezept unter »Das 28-Tage-Schönheitsprogramm« ab Seite 84);
- Eier, Natur-Jogurt, Kefir, Sauer- und Buttermilch, Quark;
- Zitronen (täglich den Saft von 1–2 Stück ohne Zucker trinken), alle nicht zu süßen Obstsorten, wenig Bananen;

- Lapacho-Tee, grüner Tee, Kräutertee, Kümmeltee, Pfefferminztee, Mineralwasser; wenig Salz, alle Gewürze, soweit verträglich; Vitamin C und E.

Nach einer erfolgreichen Entgiftungs-Kur werden Sie sich viel besser fühlen. Dann können Sie dazu übergehen, Ihr Immunsystem und Ihre Blutqualität aufzubauen.
Der Mineralsalz-Cocktail Nr. 2 (siehe »Das 28-Tage-Schönheitsprogramm«, Seite 78) ist dazu bestens geeignet. Behalten Sie diese Behandlung einige Wochen bei und entscheiden Sie aufgrund Ihres Befindens, was und wie oft Sie weiterhin einnehmen wollen.
Aufbauend und stärkend sind auch Vitaminpräparate, es sei denn, Sie achten bei Ihrer Ernährung darauf, dass Sie genügend Zufuhr an Vitaminen bekommen.
Meiden Sie auch weiterhin Süßigkeiten, Kuchen, Limonaden und Weißmehlprodukte, damit der Pilz sich in seinen natürlichen Grenzen hält.

Chufas Nüssli – das neue Wundermittel

Für darmempfindliche Menschen möchte ich hier noch ein Produkt empfehlen, das den Darm ins Gleichgewicht bringt und weit bessere Wirkungen zeigt als z.B. Kleie: Chufas Nüssli.
Es ist dies eine fein verflockte Erdmandel aus Spanien. Man kannte sie schon vor 6000 Jahren in China und Ägypten. Die Flocken werden aus den Knollen des Zyperngrases gewonnen. Man verwendet sie pur, in Müsli, zu Jogurt, Quark, Dickmilch, in der Rohkost, gebacken, in Aufläufen oder als Brei. Und es schmeckt vorzüglich!

Der Chefarzt des Krankenhauses für Naturheilweisen in München, Dr. Walther Zimmermann, hat Chufas Nüssli in großem Umfang zur Behandlung schwer darmkranker Patienten eingesetzt. Chufas Nüssli hat die merkwürdige Eigenschaft, sowohl gegen Verstopfung (deshalb gut als Kleieersatz) als auch gegen Durchfall zu wirken.
Chufas Nüssli hat hervorragende Ballaststoff-Wirkung, aber im Gegensatz zu Kleie enthält die Erdmandel noch viele weitere wertvolle Stoffe, nämlich reichlich Kalium, Kalzium, Magnesium und Eisen und die seltenen Vitamine H (= Biotin, für gesunde Haare und gegen Haarausfall) und P (Rutin, gegen Gedächtnis- und Durchblutungsstörungen sowie Gefäßverkalkung), außerdem zahlreiche Enzyme, vor allem aber 15 Prozent Linolsäure. Letztere schützt besonders gegen Arteriosklerose und heilt Akne.
Röntgenaufnahmen auf einem Kneipp-Ärztekongress in Bad Wiessee von Patienten, die schwerste Darmdivertikel hatten, haben gezeigt, dass diese in wenigen Wochen mit Chufas Nüssli erfolgreich behandelt worden waren.
Die Tagesdosis beträgt etwa 2–3 EL.

Hygiene bei Pilzkrankheiten

Im Genital- und Afterbereich können Waschungen mit verschiedenen Zusätzen vorgenommen werden. Diese dienen der Hautpflege, Linderung von Juckreiz und Brennen sowie der Heilung bei Rötungen oder Entzündungen.
Man nimmt dazu etwa 2 Liter warmes Wasser, dem 10 pulverisierte Mineralsalz-Tabletten *Natrium phosphoricum* D 6 oder ein paar Tropfen Teebaumöl oder 2 Tropfen Zimtrindenöl (Achtung: wirklich sehr sparsam verwenden und

zuerst, wie alle ätherischen Öle, mit einem Milchprodukt oder Honig mischen, sonst brennt es auf der Haut) beigegeben wird. Damit werden die befallenen Körperstellen morgens und abends gereinigt. Die Hygiene spielt eine große Rolle, und es sollte darauf geachtet werden, dass die getragenen Textilien als Kochwäsche gewaschen werden können.

Darmspülungen mit einem Einlaufgerät können ebenfalls mit lauwarmem, abgekochtem Wasser und den oben beschriebenen Zusätzen etwa 2- bis 3-mal in der Woche durchgeführt werden.

Nach Bädern, Waschungen oder Spülungen sollte die Haut mit einer fetthaltigen Creme behandelt werden. Der Creme können einige Tropfen Teebaumöl oder Lavendelöl beigemischt werden, um Rötungen zu vermeiden oder zu heilen. Auch Calendula-Creme (von Weleda) ist geeignet.

Eiterbildung

Wenn sich in einer Wunde oder in Pusteln, Pickeln oder sonstigen Hautverletzungen bereits Eiter gebildet hat, sind zum Abheilen am geeignetsten *Silicea* D12 und *Calcium sulfuricum* D6.

Wenn noch entzündliche Rötungen vorhanden sind, sollte *Ferrum phosphoricum* D12 dazugenommen werden. Pulver aus *Ferrum-phosphoricum*-Tabletten kann direkt auf die kranken Partien aufgetragen werden; es beschleunigt die Heilung.

Ekzeme

Schmerzende, gerötete Hautausschläge: *Ferrum phosphoricum* D 12 und *Kalium chloratum* D 6.
Mit eitrigen Absonderungen: *Calcium sulfuricum* D 6 und *Silicea* D 12.
Schuppige, juckende Ekzeme: *Calcium phosphoricum* D 6, *Kalium phosphoricum* D 6 und *Natrium phosphoricum* D 6.

Entzündungen

Grundsätzlich entzündungshemmend sind bei jeder Art von Entzündung *Ferrum phosphoricum* D 12 und Vitamin C.
Um andere damit verbundene Erscheinungen mit zu behandeln, ist diesen noch das jeweils geeignete Mineralsalz hinzuzufügen:

- ***Entzündung mit Schwellung:*** *Ferrum phosphoricum* D 12 und *Kalium chloratum* D 6.
- ***Entzündung mit wässrigen Absonderungen:*** *Ferrum phosphoricum* D 12, *Natrium chloratum* D 6 und *Natrium sulfuricum* D 6.
- ***Entzündung im zweiten Stadium, wenn die Rötung nachlässt und zu eitern beginnt:*** *Ferrum phosphoricum* D 12, *Silicea* D 12 und *Calcium sulfuricum* D 6.

Vitamin C wirkt allen Entzündungsvorgängen im Körper entgegen. Es sollten etwa 2000–3000 mg täglich eingenommen werden.

Äußerliche Behandlung durch Umschläge mit Kamillentee, Kamillosan oder Mineralsalzen (10 Tabletten in etwa ½ Liter abgekochtem Wasser auflösen).
Mit Mineralsalz-Salben kann ebenfalls behandelt werden.

Erröten

Bei Erregung, Nervosität oder bei geringstem Alkoholgenuss: *Natrium sulfuricum* D 6, *Magnesium phosphoricum* D 6, *Calcium sulfuricum* D 6. Langzeitbehandlung über mehrere Monate nötig. (Siehe auch »Rötungen«.)

Faltenbildung

Falten ...
Sie sind Zeugen von Zeiten
vom Lieben und Leiden,
von Lust und Freuden,
von Frust mit Leuten,
die unsere Wege kreuzten.
Schön – ein glattes Gesicht!
Aber was ist,
wenn das Herz nicht spricht?
Die Falten – trag sie mit Stolz und Würde
und nicht als Bürde.
In den Augen ein Lichtermeer und –
plötzlich siehst du die Falten nicht mehr ...
Ein liebendes Herz die Seele erhellt,
und es strahlt hinaus über die ganze Welt!

Wenn Sie das nicht überzeugt, so können Sie hierzu unter »Alterserscheinungen« nachschlagen und viele Tipps finden!

Fettsucht

> ***Hinweis:*** Lesen Sie hierzu »Das 28-Tage-Schönheitsprogramm« ab Seite 76!

Wenn Sie anfangen, Sport zu treiben, um rascher abzunehmen, suchen Sie sich eine Sportart aus, die Sie gerne ausüben und die Ihnen liegt, ansonsten werden Sie der Aktivität schnell überdrüssig.
Vollbäder, denen Sie Kräutermischungen zugeben können, sind entspannend und entschlackend. Sie können dazu die unten aufgeführten Tee-Mischungen nehmen.
4 EL Tee auf 1 Liter kochendes Wasser, 10 Minuten ziehen lassen, abseihen und dem Badewasser zusetzen. Badezeit etwa 15–20 Minuten, Badetemperatur 38–39 °C.

Mineralsalze, die auf Heißhunger normalisierend wirken: *Magnesium phosphoricum* D 6, *Calcium phosphoricum* D 6. Auch die folgenden Kräutertees vermindern den Appetit:

Mischung Nr. 1:
50 g Rosmarin
50 g Wermut
40 g Salbei

Mischung Nr. 2:
50 g Zinnkraut
50 g Schlehdorn

Mischung Nr. 3:
40 g Wermut
30 g Angelikawurzel
30 g Wacholderbeeren
30 g Wegwartenwurzel
20 g Salbei

Zubereitung für alle 3 Mischungen: 1 gehäufter TL der oben angegebenen Tee-Mischung mit 1 Tasse kochenden Wassers anbrühen, 10 Minuten ziehen lassen und noch heiß trinken. Täglich 3-mal eine Tasse immer frisch zubereitet trinken.

Feuermal

Dies ist meist angeboren und entsteht durch Kapillarerweiterung. Es kann sich spontan zurückbilden. Um die Elastizität der Kapillarwände zu stärken und die Haut gesund zu halten, kann eine Langzeit-Behandlung mit den Mineralsalzen *Calcium fluoratum* D 12, *Kalium sulfuricum* D 6 und *Ferrum phosphoricum* D 12 hilfreich sein. Es können auch die gleichen Mineralsalz-Salben angewendet werden.
Äußerlich: Zur Abdeckung des Feuermals sind grüne Abdeckstifte und -cremes oder auch andere Abdeckprodukte geeignet. Sie sind in Kosmetikgeschäften erhältlich.

Fieberbläschen (siehe Herpes simplex)

Ferrum phosphoricum D12 und *Kalium chloratum* D6; abwechselnd alle 10 Minuten 2 Tabletten am ersten Tag, ab dem zweiten Tag alle 2 Stunden je 2 Tabletten bis zum völligen Abklingen einnehmen.

Fingernägel

- ***Brüchige und sich spaltende Fingernägel:*** *Silicea* D12 und *Calcium fluoratum* D12; Vitamin A 1 mg (am besten rohe Karotten), 50 mg Biotin (z. B. »Merz-Dragees«) und 10 Spirulina-Tabletten täglich (Reformhaus oder Apotheke).

Hinweis zu Vitamin A: Neueste wissenschaftliche Erkenntnisse besagen, dass zu viel Vitamin A (also mehr als 1 mg pro Tag) die Knochen schwächen und die Knochendichte reduzieren kann. Außerdem wird ein Missbildungsrisiko bei Neugeborenen mit einer zu hohen Einnahme des Vitamins während der Schwangerschaft in Zusammenhang gebracht. Da Vitamin A zu den fettlöslichen Stoffen gehört, wird es nicht, wie die wasserlöslichen, bei einer Überdosis ausgeschieden, sondern lagert sich im Körper ein. Die empfohlene Tagesdosis sollte daher 1 mg nicht überschreiten. Das bedeutet, dass zum Beispiel 1–2 mittelgroße Karotten täglich roh gegessen diesen Bedarf auf sehr gesunde Weise decken.

- ***Pflegepackung für Fingernägel:*** Mit den Mineralsalz-Salben *Silicea* oder *Calcium fluoratum* kann man über Nacht eine dicke Schicht auf Fingernägel und Nagelbett auftragen (einen Stoffhandschuh darüber ziehen). Das baut die Nagelmasse auf und macht sie elastischer.
- ***Nagelbettentzündungen, mit Hitze und starker Rötung:*** *Ferrum phosphoricum* D 12 und *Kalium chloratum* D 6. Eine von mehreren Ursachen können die Kleber für künstliche Fingernägel sein, die nicht von allen Menschen vertragen werden und zu schlimmen Entzündungen führen können.
- ***Mit Eiterung:*** *Silicea* D 12 und *Calcium sulfuricum* D 6. Um Eiter zum Abfließen zu bringen, können warme Handbäder mit 1 TL Waschpulver gemacht werden. Nach Aufweichung der Haut öffnet sich diese besonders leicht, der Eiter kann abfließen. Es muss darauf geachtet werden, dass die Wunde sauber gehalten wird, also sollte ein Verband oder Pflaster angelegt werden. Zur raschen Abheilung können 2 Tabletten *Ferrum phosphoricum* zerstoßen und auf die Wunde gestreut werden. Auch ein tägliches Bad in Kamillentee oder Arnika-Tinktur, die dem Wasser zugesetzt werden, beschleunigt die Heilung. Am wichtigsten jedoch ist die Einnahme der Mineralsalze.
- ***Nagelpilz (Onychomykosen):*** Diese können verschiedene Ursachen haben und sind schwierig zu behandeln. Diese Mineralsalze können helfen, die Blutqualität bei Pilzgeschehen zu verbessern: *Natrium chloratum* D 6, *Natrium phosphoricum* D 6, *Natrium sulfuricum* D 6 und *Silicea* D 12.

- ***Für die äußerliche Behandlung*** sind neue antimykotische Medikamente und Nagellacke auf dem Markt, die helfen, den Pilz zu heilen. Der Nagellack »Nagel Batrafen« enthält das Antimykotikum Ciclopirox und ist derzeit das viel versprechendste Mittel gegen Onychomykosen. Es ist in der Apotheke erhältlich.
- ***Bei zusätzlicher Entzündung*** ist wie oben unter »Nagelbettentzündung« zu behandeln.

Flechten (Bartflechte)

Es müssen verschiedene Mineralsalze ausprobiert werden, da unterschiedliche Stoffwechselgegebenheiten die Ursache sein können: *Calcium phosphoricum* D 6, *Magnesium phosphoricum* D 6; *Natrium phosphoricum* D 6, *Silicea* D 12 und *Natrium chloratum* D 6; es können Tabletten und Salben angewendet werden.
Neben den Mineralsalzen kann folgende Kräutertee-Mischung unterstützend wirken:

20 g Schöllkraut
20 g Ringelblume
15 g Löwenzahn
10 g Klettenwurzel

1 EL Tee-Mischung mit 1 Tasse kochendem Wasser anbrühen, 10 Minuten lang ziehen lassen und heiß trinken. 3 Tassen über den Tag verteilt, stets frisch gebrüht, trinken. Nach 4 Wochen den Tee absetzen und erst nach einer 2-wöchigen Pause wieder trinken. Gleichzeitig ist die Anwendung von grünem Tee oder Lapacho-Tee vorteilhaft.

Furunkel

Entzündungsstadium, stark gerötet und geschwollen: *Ferrum phosphoricum* D 12 und *Kalium chloratum* D 6.
Bei Eiterbildung: *Calcium sulfuricum* D 6 bis zur Entleerung, danach *Silicea* D 12 zum Abheilen.
Äußerliche Anwendung: Kühle Umschläge mit *Silicea* (etwa 10 zerstoßene Tabletten auf ½ Liter abgekochtes Wasser) oder *Silicea*-Salbe können mehrmals täglich angewendet werden.
Vitamin C 3000 mg, Vitamin E 400 i. E., täglich.
Kräutertee: Wenn Furunkel immer wieder auftreten, können zur Vorbeugung neben den Mineralsalzen die unter »Abszess« aufgeführten Tees getrunken und die Kräuterauflage durchgeführt werden. Die Tees sind blutreinigend und entgiftend und sollten alle 3–4 Wochen abgewechselt werden.

Füße

(Siehe auch »Hornhautbildung«.)
Müde Füße von zu langem Stehen oder Gehen können schnell erfrischt werden mit einer Massage aus 2 EL Oliven- oder Mandelöl, dem 3–4 Tropfen Rosmarinöl und 1 Tropfen Pfefferminzöl beigemischt werden. Füße und Beine bis zum Knie damit massieren.

Fußnägel

Eingewachsen, gerötet und entzündet: *Ferrum phosphoricum* D 12, *Calcium fluoratum* D 12;
Bei Eiterbildung: zusätzlich *Silicea* D 12 nehmen; im medizinischen Fußpflegesalon fachgerecht schneiden und behandeln lassen.
Brüchig, gespalten: *Silicea* D 12 und *Calcium fluoratum* D 12; häufig mit *Silicea*-Salbe eincremen.

Fußpilz

Fußpilz kann von Ansteckung (z. B. Schwimmbäder, Sauna) oder aber durch Candida albicans herrühren. In letzterem Fall sind gleichzeitig die unter »Darmpilz« genannten Maßnahmen zu ergreifen, da der Fußpilz so lange immer wiederkehren wird, wie der Darmpilz persistiert.
Die zur Behandlung von Fußpilz passenden Mineralsalze sind *Natrium sulfuricum* D 6 und *Silicea* D 12, alle zwei Stunden je 2 Tabletten nehmen.
Vitamine: B-Komplex.
Außerdem täglich 2 Becher Bio-Jogurt mit Acidophilus-Kulturen, dem jeweils 1 EL Milchzucker beigemischt werden sollte.
Zur äußerlichen Pflege sind tägliche Fußbäder nötig, denen man 10 Tropfen Teebaumöl, das mit 1 TL Kräutershampoo vermischt wird, beigibt. Nach etwa 10 Minuten Badezeit die Füße gut trocknen und die pilzbefallenen Stellen mit ein paar Tropfen reinen Teebaumöls oder antiseptischem Puder behandeln. Den Füßen möglichst viel

Luft geben und täglich frische Woll- oder Baumwollsocken tragen.
Süßigkeiten und Weißmehlspeisen meiden und jeden Morgen den Saft von 2–5 frischen Zitronen mit einem großen Glas Mineralwasser trinken! Dem Zitronenwasser können für eine verstärkte Wirkung 15 Tropfen Grapefruitkern-Extrakt beigemischt werden. Abends nochmals 15 Tropfen nehmen. Der Extrakt kann auch tropfenweise mit etwas *Silicea*-Salbe vermischt auf die befallenen Stellen aufgetragen werden.

Gerstenkorn

(Siehe unter »Augen«.)

Geschwüre

Hautgeschwüre, eiternd, schmerzlos, verhärtet (beim Arzt abklären lassen!): *Calcium fluoratum* D 12, *Calcium sulfuricum* D 6 und *Silicea* D 12.
Umschläge mit 10 zerstoßenen *Silicea*-Tabletten und abgekochtem Wasser machen. *Silicea*- und *Calcium-fluoratum*-Salben können ebenfalls angewendet werden.

Haare

- ***Brüchig, glanzlos oder Kopfhaut schmerzt beim Kämmen:*** *Magnesium phosphoricum* D 6, *Silicea* D 12.
- ***Fliegend, elektrostatisch geladen:*** *Silicea* D 12, *Natrium phosphoricum* D 6.

Tipp: Eine Packung für kraftloses Haar können Sie einfach herstellen: 2 frische Eigelb, 2 EL kalt gepresstes Speiseöl, 1 TL Zitronensaft gut verrühren und auf die gewaschenen und gut frottierten oder getrockneten Haare auftragen, mit Plastikhaube und Handtuch warm halten und etwa 1 Stunde wirken lassen. Wenn die Packung auf das trockene Haar aufgetragen wird, nimmt es mehr Nährstoffe auf. Nach der Einwirkzeit zuerst mit warmem, dann mit kaltem Wasser gut spülen. 2 EL Essig in das letzte Spülwasser geben, um dem Haar mehr Glanz zu verleihen.

- ***Haarausfall:*** Er kann viele Ursachen haben, wie etwa ein Mangel an verschiedenen Mineralen oder Vitaminen, einen Krankheitsherd im Körper, hormonelle Disharmonien, Einnahme bestimmter Medikamente und Bestrahlungen.
- ***Bei allgemeinem Haarausfall können folgende Mittel eingesetzt werden:*** *Kalium phosphoricum* D 6, *Silicea* D 12, *Ferrum phosphoricum* D 12, Vitamin-B-Komplex (vor allem Biotin), Zink und Selen. In der Ernährung sollten Eier, rohe Zwiebeln und Knoblauch wegen ihres Schwefelgehalts enthalten sein.
- ***Kreisrunder Haarausfall:*** Er ist meist ein deutlicher Hinweis auf eine Krankheit, die sofortige Abklärung beim Arzt erforderlich macht. Die Behandlung erfolgt wie oben unter »allgemeiner Haarausfall« beschrieben.
- ***Kräuter-Haarwasser gegen Haarausfall:*** je 100 g Kapuzinerkresseblätter, Buchsbaumblätter und Brennnessel-

blätter mit einem ½ Liter 68%igem Alkohol ansetzen und 2 Wochen ziehen lassen, abseihen und täglich in die Kopfhaut massieren.

- ***Haarboden-(Kopfhaut-)Ekzem:*** *Calcium phosphoricum* D 6, *Kalium sulfuricum* D 6 und *Silicea* D 12. Kräuter-Haarwasser gegen Kopfhaut-Ekzeme und Ausschläge: je 25 g Birkenblätter, Brennnesselblätter, Ringelblumenblüten mit 250 ml 68%igem Alkohol ansetzen und 2 Wochen ziehen lassen. Abseihen und täglich morgens und abends in die Kopfhaut einmassieren.
  Sollte mit dem Einnehmen obiger Mineralsalze und den Einreibungen der Kopfhaut keine Besserung eintreten, sollte ein Arzt konsultiert werden. Häufig treten am Haaransatz und auf dem Haarboden erste Zeichen der Schuppenflechte (siehe auch »Psoriasis«) in geröteten, schuppigen Flechten auf, und das bedarf der Klärung.
- ***Dünnes, feines Haar:*** *Silicea* D 12 über lange Zeit, Vitamin-B-Komplex in Form von Spirulina. Zusätzlich jodiertes Kochsalz verwenden.
- ***Glanzloses, stumpfes Haar:*** Es entsteht bei schlechter Pflege mit zu vielen chemischen Haarfarben oder Bleichmitteln, ebenso durch hohen Alkoholkonsum.

Um das Haar von innen aufzubauen, sollten die unter »Haarausfall« angegebenen Mineralsalze und Vitamine eingenommen werden.
Zur äußerlichen Pflege von dünnem und feinem Haar sollten sehr milde Produkte verwendet werden. Baby-Shampoo und eine milde Pflanzenspülung mit Kamillen-Zusatz bringen stumpfes Haar zum Glänzen.

Bei dunklem Haar ist der Glanz durch Henna-Spülungen nicht zu überbieten. Henna hat hervorragende Pflegeeigenschaften und baut das Haar gesund auf. Außer dem Orangerot gibt es auch andere Farben.
Für empfindliche Kopfhaut und trockene Haare sind die Mineralsalze *Natrium phosphoricum* D 6 und *Silicea* D 12 passend.
Vitamine: Vitamin C 2000 mg, B-Vitamine, vor allem Vitamin B_2, das nur im ganzen B-Komplex eingenommen werden sollte.
Zur äußerlichen Pflege sind Baby-Shampoos geeignet, denn sie sind mild, vor allem, wenn die Haare täglich gewaschen werden. Eine pflanzliche Spülung mit Weizenkeimextrakt stärkt das Haar, macht es leichter kämmbar und glänzend.
Für das Styling sind so genannte Föhn-Lotionen erhältlich, die das Haar vor Überhitzung schützen. Ein leichtes Gel oder ein milder Schaum können ebenfalls, ohne Schaden zu verursachen, verwendet werden.
Wenn Sie Haarspray benutzen, wählen Sie eines für leichten bis normalen Halt, damit das Haar nicht zu hart wird.
Bei fettigen Haaren und Schuppen helfen von innen die Mineralsalze *Natrium phosphoricum* D 6, *Kalium sulfuricum* D 6 und *Silicea* D 12 sowie Vitamin-B-Komplex oder Spirulina.

Haarentfernung

Die moderne Frau möchte haarfreie Beine haben. Bis heute ist die beste Entfernungsmethode die Depilation mit

Wachs. Nach und nach werden die Laserbehandlungen besser, aber begeben Sie sich nur in fachlich beste Hände!
Eine weitere Methode der Haarwurzelverödung ist die Elektrolysis (Epilation), die es seit etwa 30 Jahren gibt. Es wird dabei jedes einzelne Haar verödet, indem mit einer sehr feinen Nadel in die Pore eingestochen und durch einen winzigen Elektroimpuls die Haarwurzel abgetötet wird. Die Nachwuchsrate liegt bei etwa 30 Prozent, und es sind somit mehrere Behandlungen nötig. Da die Methode aufwändig ist, wird sie meist nur bei kleineren Flächen, wie im Gesicht (Damenbart) und in der so genannten »Bikinizone« angewendet. Auch diese Methode sollte von einer guten Fachkraft ausgeführt werden.
Die Wachsbehandlungen sind ungefährlich, wenn sie fachmännisch durchgeführt werden. Es können die Beine, der Damenbart, die Bikinizone, die Achselhöhlen und der Rücken (bei den Herren) mit Wachs enthaart werden.
Dieser Vorgang verursacht etwas Schmerzen, die jedoch schon nach der zweiten Behandlung nicht mehr als sehr stark empfunden werden. Das hat damit zu tun, dass die Haare nicht mehr so fest sitzen und immer weniger werden.
Beim Entfernen des Damenbartes sollte man bedenken, dass bei manchen Frauen mehr Haare nachwachsen, d. h., die ganz feinen Flaumhaare, die nicht sehr auffällig sind, können durch die Wachsbehandlung stärker und sichtbarer werden, so dass man den Eindruck hat, es seien mehr Haare nachgewachsen. Wenn also nur einige starke Haare vorhanden sind, ist es in jungen Jahren besser, diese einzeln mit der Pinzette zu entfernen.

Nach einer Wachsbehandlung sind meist die Poren etwas gerötet, und eine Nachbehandlung mit *Ferrum-phosphoricum*-Salbe, Aloe-Vera-Gel oder reinem Lavendelöl ist erforderlich.
Die Wachsbehandlungen sind etwa alle 4–6 Wochen nötig.
Nach der Depilation brauchen die Haare etwa 8–10 Tage, um eine neue Wurzel zu bilden und an die Oberfläche zu kommen. Da das Haar mit der Wurzel entfernt wird, kommt es mit einer feinen neuen Spitze aus der Pore und nicht als harte Stoppel.
Inzwischen sind auch Produkte auf dem Markt (nur bei der Kosmetikerin erhältlich), die für eine permanente Haarentfernung durch Salben-Behandlungen entwickelt wurden. Es werden bislang sehr gute Ergebnisse damit erzielt. Die Produkte sind rein pflanzlich hergestellt.
Das Rasieren der Beine ist nicht empfehlenswert, denn es stimuliert den Haarwuchs sehr. Außerdem sind bereits nach einem Tag wieder Stoppeln da. Die Behandlung mit Haarentfernungscremes hat die gleiche Wirkung wie die Rasur, da die Cremes die Haare an der Oberfläche schmelzen und diese ebenso rasch wieder nachwachsen.
Gegen eingewachsene Haare, die unter der obersten Hautschicht weiterwachsen, helfen das tägliche Bürsten der Haut sowie die Einnahme von *Calcium fluoratum* D 12 und äußerlich *Calcium-fluoratum*-Salbe, das der Verhornung der Haut entgegenwirkt und sie weich und elastisch erhält. Das Haar kann dann beim Nachwachsen leichter durch die Haut schlüpfen.

Hals und Dekolleté

Diese Hautpartien sollten immer mit dem Gesicht mitbehandelt werden. Sie sollten genauso gereinigt und gut mit fetthaltigen Produkten gepflegt werden.

Die Haltung im Schlaf ist besonders wichtig. Achten Sie darauf, dass Sie in Seitenlage unbedingt mit einer Nackenrolle schlafen, die die Lücke zwischen Kopf und Schulter ausfüllt, denn ohne diese entstehen die tiefsten Falten. Wenn Verjüngungscremes angewendet werden, graben sich die Falten meist tiefer ein als ohne Creme, wenn die Haut die ganze Nacht in Falten liegt. Mit einer Nackenrolle dagegen glätten sich Falten.

Gönnen Sie Ihrem Hals- und Dekolletee-Bereich einmal wöchentlich eine ***warme Ölpackung:*** 2 EL Weizenkeim-, Jojoba- oder Mandelöl mit ½ Würfel Hefe mischen und auf die Haut auftragen. Mit einem kleinen feuchten Frotteetuch abdecken. Nach 30–40 Minuten Einwirkzeit nur das Gröbste abwaschen und den Rest einmassieren. Diese Packung kann natürlich auch auf das Gesicht aufgetragen werden. Sie hat eine straffende Wirkung wie ein Lifting und ist besonders gut bei Doppelkinn.

Hämatom

(Siehe unter »Bluterguss«.)

Hände

Rissige, raue, trockene Haut: *Calcium fluoratum* D 12, *Natrium chloratum* D 6, *Silicea* D 12.

Hier ein wunderbares Hausmittel mit Sofortwirkung zur ***Äußerlichen Anwendung:*** In der Hand ½ TL Salatöl, ½ TL frischen Zitronensaft und ½ TL Zucker mischen und beide Hände 2–3 Minuten gut damit massieren. Danach mit kaltem Wasser abspülen und mit Papiertuch abtrocknen. Durch das kalte Wasser bleibt das Öl weitgehend auf der Haut und macht sie weich und elastisch.

Verwöhnen Sie Ihre Hände auch hie und da mit einer Maske, wenn Sie eine Gesichtsmaske auflegen. Sie sind für diese Behandlung sehr dankbar. Auch abends bei der Gesichtspflege sollten die Hände mit etwas guter Creme gepflegt werden. Hände verraten häufiger das Alter als das Gesicht!

Wenn die Hände sehr trocken, faltig, rau oder rissig sind oder Schrunden haben, kann über Nacht eine Salben-Packung mit Handschuhen angewendet werden. Dazu ist jede gute Handcreme oder Melkfett geeignet. Um die Wirkung zu verstärken, mischt man 3–4 pulverisierte Mineraltabletten *Silicea* oder *Calcium fluoratum* in die Salbe und trägt diese Mischung dann 1–2 Millimeter dick auf. Das stärkt und glättet die Haut und wirkt heilend auf Schrunden und Risse.

Haut

Vorab ein Wort zu einem Produkt, das in den meisten Kosmetik-Cremes und Lotionen enthalten ist: Vaseline. Es ist ein Kohleabfallprodukt, also ein Mineralöl und wird in großen Mengen gewonnen. Daher ist es sehr preiswert und die meistverwendete Creme- und Salbengrundlage für Kosmetik- und Pflegeprodukte. Dieses mineralische Fett hat keine hautpflegenden oder gar -aufbauenden Eigenschaften. Es ist lediglich dazu geeignet, die Haut mit einem Schutzfilm zu überziehen, was zunächst ein Gefühl der Hautentspannung gibt. Und bei bestimmten Vorgängen ist es auch nützlich, wenn die Haut von einem Schutzfilm umgeben ist. Denken Sie z.B. an all die Putzmittel, mit denen unsere Hände in Berührung kommen. Wenn Sie keine Gummihandschuhe benutzen wollen, so ist das Abblocken der oft aggressiven Putzmittel mit einem Vaseline-Produkt eine schützende Maßnahme. Zur täglichen Pflege Ihrer Hände sollten Sie jedoch eine mit Glycerin und/oder natürlichen pflanzlichen Fetten hergestellte Creme oder Lotion benutzen.

Übrigens: Man hat in langjährigen Untersuchungen festgestellt, dass Mineralöl zu einem Teil durch die Hautbarriere dringt und gesundheitsschädigend, vor allem für die Nieren, sein kann. Das ist gut vorstellbar, wenn wir bedenken, dass wir oft jahre-, ja sozusagen lebenslang nach dem Duschen oder Baden eine Bodylotion auftragen. Wenn Sie Körper, Gesicht und Händen etwas wirklich Gutes tun wollen, dann mischen Sie sich selbst ein pflanzliches Massageöl, das Sie ganz nach Ihrem Geschmack mit ätherischen Ölen aromatisieren und zu einem richtigen Jungbrunnen machen können (siehe hierzu auch »Rezepte – (nicht nur) für das 28-Tage-Schönheitsprogramm« ab Seite 80).

Eine gesunde Haut setzt meistens eine gesunde Lebensweise voraus. Vollwertige Ernährung, etwas Sport an der frischen Luft und guter Schlaf, aber auch eine gute äußerliche Hautpflege tragen zu besserem Aussehen und einer vitalen positiven Ausstrahlung bei. Die richtige Hautpflege beginnt bei der gründlichen Reinigung, die für jeden Hauttyp wichtig ist.

Allgemein gültig für jeden Hauttyp ist außer der täglichen Reinigung das wöchentliche Peeling, das der Haut hilft, abgestorbene Hautpartikel loszuwerden. Es ist außerdem eine Tiefenreinigung, die sowohl bei fettiger als auch bei trockener Haut ausgleichend wirkt. Peeling ist vor allem für die ältere Haut sehr wichtig, weil sie schneller verhornt als die jüngere.

Peeling mit Heilerde für alle Hauttypen

1 TL Heilerde und ½ TL Salz mit etwas abgekochtem, kühlem Wasser und 2 Tropfen ätherischem Zitronenöl zu einer geschmeidigen Paste verrühren. Mit einem Pinsel auf das Gesicht und den Hals auftragen (Augenumgebung aussparen), etwa 5 Minuten wirken lassen und bevor die Maske hart wird, mit nassen Fingerspitzen in kreisenden Bewegungen etwa 1 Minute massieren. Auf entzündeten Pickeln darf nicht massiert werden. Danach mit lauwarmem und kaltem Wasser abspülen. Tages- oder Nachtcreme auftragen.

Es kann auch Seesand-Mandelkleie aus dem Päckchen verwendet werden.

Trockene Haut

Calcium phosphoricum D 6, *Natrium chloratum* D 6, *Silicea* D 12, *Kalium sulfuricum* D 6 (Mineralsalz-Kombination Nr. 3). Es sollte eine Langzeit-Behandlung mit den Mineralsalzen durchgeführt werden. Zusätzlich sind die Vitamine A, C und E sowie Linolsäure (beste Vorkommen in Leinsamen- und Sojaöl) einzunehmen, da die Haut bei Mangel dieser Minerale und Vitamine sehr trocken wird und vorzeitig altert.

Zur äußeren Pflege der trockenen Haut können ein- bis zweimal wöchentlich die nachfolgend aufgeführten Nährpackungen für Gesicht und Hals und Körpermassagen mit guten Massageölen durchgeführt werden. (Massageöle siehe unter »Rezepte – (nicht nur) für das 28-Tage-Schönheitsprogramm« ab Seite 80.)

Nährpackung für die Gesichtspflege bei trockener Haut:

1 EL Weizenkleie (in wenig heißem Wasser quellen lassen)
Inhalt einer Vitamin-A-Kapsel
1 TL Jojobaöl
10 Tabletten *Natrium chloratum* D 6 pulverisiert
2 Tropfen Lavendel-, Geranium- oder Mandarinenöl

Alle Zutaten mischen und eine dicke Schicht auf das zuvor gereinigte Gesicht auftragen. Man sollte sich für die Einwirkungszeit etwa 15–20 Minuten niederlegen. Danach Packung mit lauwarmem Wasser abwaschen, trockentupfen und fetthaltige Feuchtigkeitscreme oder Nährcreme auftragen.

Fettige Haut, mit Mitessern und großen Poren

Auch dieses Hautbild wird in erster Linie von innen verursacht, und die äußeren Behandlungen sind allenfalls als Ergänzungen zu werten.
Die passenden Mineralsalze sind *Natrium phosphoricum* D 6, *Silicea* D 12 und *Calcium sulfuricum* D 6.

Äußerliche Behandlung: Zur gründlichen Reinigung und Entfernung von Mitessern sollte man 1- bis 2-mal pro Woche ein Gesichtsdampfbad machen und die reifen Unreinheiten vorsichtig ausdrücken, wie unter »Akne« beschrieben. Danach kann die folgende Packung aufgelegt werden.

Reinigungspackung gegen fettige Haut:
Feuchtigkeit spendende und reinigende Quark-Maske; zweimal wöchentlich anwenden:

1 TL Magerquark
10 Mineralsalztabletten *Natrium phosphoricum* D 6 pulverisiert
1/2 TL Zitronensaft

Alle Zutaten mischen und in einer dicken Schicht auftragen. Man sollte sich während der Einwirkzeit ungefähr 15–20 Minuten hinlegen und ruhen. Dann die Packung kühl abwaschen und eine Feuchtigkeitscreme, der 1 Tropfen ätherisches Zitronen- oder Wacholderbeeröl beigemischt werden kann, auftragen.

Auch Heilerde eignet sich für die fettige, großporige Haut, aus der man folgende wirksame Maske herstellen kann.

Heilerde-Maske gegen fettige Haut:

1 TL Heilerde
4 Tabletten *Natrium phosphoricum* D 6 pulverisiert
etwas Pfefferminztee

Alles zu einer geschmeidigen Paste verrühren und dick auf das Gesicht auftragen. Augenumgebung frei lassen. Gesicht mit einem feuchten Tuch abdecken, damit die Maske nicht zu schnell trocknet und spannt. Etwa 8–10 Minuten einwirken lassen und kühl abwaschen.
Leichte Feuchtigkeitscreme, der 1 Tropfen ätherisches Zitronen- oder Wacholderbeeröl beigemischt werden kann. auftragen. (Siehe zu diesem Thema auch »Akne«.)

Hautausschläge gerötet und entzündet
Ferrum phosphoricum D 12 und *Kalium chloratum* D 6.
Mit eitrigen Absonderungen: *Calcium sulfuricum* D 6, *Silicea* D 12; schuppig, fettig: *Kalium phosphoricum* D 6, *Natrium phosphoricum* D 6; schuppig, trocken: *Natrium chloratum* D 6, *Kalium sulfuricum* D 6; (siehe auch unter »Allergien«).
Rötungen, hektische Röte, die bei Genuss von Alkohol oder Erregung auftritt: *Ferrum phosphoricum* D 12, *Magnesium phosphoricum* D 6, *Natrium sulfuricum* D 6, *Calcium sulfuricum* D 6 (Mineralsalz-Kombination Nr. 10); bei leuchtend rosaroter Färbung: *Natrium sulfuricum* D 6 und *Magnesium phosphoricum* D 6; bei rotfleckiger, heißer Haut und dunklen Augenschatten: *Ferrum phosphoricum* D 12,

Magnesium phosphoricum D 6 und *Calcium sulfuricum* D 6; Langzeit-Behandlung nötig! (Siehe auch »Rötungen«.)

Herpes simplex

Sie tritt in erster Linie an den Lippen auf, kann jedoch auch den Körper (Weichteile und Genitalbereich) befallen. Die Bläschen gehen innerhalb eines Tages unter der Einnahme von *Ferrum phosphoricum* D 12 und *Kalium chloratum* D 6 (alle ½ Stunde je 2 Tabletten lutschen) nahezu vollständig zurück und heilen rasch ab.
Äußerlich kann Teebaumöl oder Lavendelöl aufgetupft werden, jedoch alternativ auch pulverisierte *Ferrum-phosphoricum*-Tabletten.
Bei häufigem Auftreten sollte das Immunsystem gestärkt werden. (Siehe auch »Das 28-Tage-Schönheitsprogramm«.)

Herpes zoster (Gürtelrose)

Dies ist eine Viruserkrankung; unbedingt den Arzt konsultieren!
Mit Mineralsalzen ist eine gute, ***den Krankheitsverlauf und die Heilung unterstützende Behandlung*** möglich: *Ferrum phosphoricum* D 12, *Kalium chloratum* D 6, *Natrium chloratum* D 6.
Bei Schmerzen, Juckreiz und starker Rötung: *Ferrum phosphoricum* D 12, *Kalium phosphoricum* D 6, *Kalium sulfuricum* D 6, *Natrium sulfuricum* D 6, *Magnesium phosphoricum* D 6.
Äußerliche Anwendungen von *Natrium-chloratum-*, *Cal-*

cium-sulfuricum- oder *Magnesium-phosphoricum-*Salbe bringen rascheres Abheilen und Linderung der Schmerzen. Es können feuchte Kamillen-Kompressen für etwa ½ Stunde vor Auftragen der Salbe aufgelegt werden.
Dafür kocht man einen Kamillentee (1 Aufgussbeutel auf ½ Liter kochendes Wasser), lässt ihn abkühlen, taucht ein Tuch ein und legt es auf die kranken Körperstellen. Kompressen können auch mit aufgelösten Mineralsalz-Tabletten gemacht werden.
Bei Rötung und Schmerzen eignen sich am besten *Ferrum phosphoricum* oder *Magnesium phosphoricum.*

Hornhautbildung

Vor allem mit zunehmendem Alter verstärkt sich die Hornhautbildung, jedoch kann diese auch in jungen Jahren durch fortgesetzten Druck, zum Beispiel an den Füßen durch unpassendes Schuhwerk oder an den Händen durch schwere Arbeit, entstehen.
Hornhaut besteht aus abgestorbenen Zellen und lässt die Haut unelastisch werden und verhärten.
Die beiden wichtigsten Mineralsalze zur Bekämpfung dieser Symptome sind *Calcium fluoratum* D12 und *Silicea* D12.
Die Pflege der Haut ist besonders wichtig und wirksam. Außer dem täglichen Duschen sollten 2-mal wöchentlich Fußbäder von ca. 10 Minuten Länge unter Zusatz von 1 TL Waschpulver vorgenommen werden. Vor dem Abtrocknen wird mit einem Bimsstein die aufgeweichte verhornte Haut abgerieben, bis nichts mehr abgeht. Die so behan-

delten Füße mit klarem Wasser abspülen, trocknen und mit *Calcium-fluoratum*-Salbe oder mit Melkfett massieren. Bereits nach 2–3 Anwendungen wird die Haut weicher, und die Hornhaut wächst nicht mehr in so starkem Maße nach, wenn man gleichzeitig *Calcium-fluoratum*-Tabletten einnimmt.

Hühneraugen

Hühneraugen sind schmerzhaft und bedürfen der Behandlung. Die wichtigste Maßnahme ist die Druckentfernung, denn Hühneraugen entstehen durch fortgesetzten Druck auf dieselbe Stelle. Dies kann mit den im Handel angebotenen Filz- oder Schaumstoffringen oder – bei Hühneraugen zwischen den Zehen – mit Zehenabstandhaltern aus Schaumstoff geschehen.

Gegen die Hornhautbildung sind *Calcium fluoratum* D 12 (Tabletten und Salbe) sowie *Silicea* D 12 geeignet, die längere Zeit eingenommen werden müssen. Um das Hühnerauge zu entfernen, ist es notwendig, über 2 Tage ein Hühneraugenpflaster aufzulegen. Nach einem Fußbad über etwa 10 Minuten kann der Kern des Hühnerauges vorsichtig ausgeschnitten werden. Zur Desinfektion und besseren Heilung kann 1 Tropfen Teebaumöl aufgetragen werden. Medizinische Fußpflegesalons bieten solche oder ähnliche Behandlungen ebenfalls an.

Nach dem Entfernen des Hühnerauges müssen für ein paar Wochen Ringe getragen werden, damit dieses durch erneuten Druck nicht vorzeitig wiederkehrt.

Juckreiz

Kann ohne sichtbare Hautkrankheiten auftreten.
Bei Gallenleiden: *Natrium sulfuricum* D 6, *Magnesium phosphoricum* D 6.
Bei Übersäuerung: *Natrium phosphoricum* D 6, *Silicea* D 12.
Bei trockener, schuppiger Haut und Hautausschlägen: *Natrium chloratum* D 6, *Kalium sulfuricum* D 6.
Bei Allergien, Neurodermitis oder Psoriasis: *Kalium sulfuricum* D 6, *Magnesium phosphoricum* D 6; auch äußerliche Umschläge mit diesen Mineralsalz-Tabletten, etwa je 10 in abgekochtem kühlem Wasser aufgelöst, verschaffen Linderung. Umschlag nach etwa 1 Stunde entfernen. (Siehe auch unter »Haut«.)

Karies

Generell gilt: Der regelmäßige Besuch beim Zahnarzt ist unerlässlich!
Bei Schmerzen und Entzündung: *Ferrum phosphoricum* D 12 und *Magnesium phosphoricum* D 6 je 2 Tabletten alle ½ Stunde einnehmen. Mit 1 Tropfen Nelkenöl, den man um den kranken Zahn in das Zahnfleisch einreibt, kann man bis zum Zahnarztbesuch den Schmerz lindern. Das Nelkenöl desinfiziert sehr stark.
Regelmäßiges Zähneputzen und gesunde Ernährung mit wenig Weißmehl und Süßigkeiten schützen die Zähne ebenfalls. 2-mal wöchentlich sollten die Zahnzwischenräume mit Zahnseide geputzt werden.

Seit einiger Zeit befinden sich zahnpflegende Kaugummis ohne Zucker im Handel. Sie säubern die Zähne nach dem Essen. Das ist besonders wichtig nach dem Genuss von Kuchen, Schokolade, Eiscreme etc. sowie Obst, da die Obstsäure die Zähne angreift. Diese Kaugummis gleichen den Säurehaushalt in der Mundhöhle aus, reinigen die Zähne und verschaffen einen frischen Atem.

Kopfhaut

Mit gelben Krusten: *Calcium sulfuricum* D 6.
Schuppen: *Natrium chloratum* D 6, *Kalium sulfuricum* D 6; zur äußeren Pflege milde Kräutershampoos oder Shampoo, das Grapefruitkern-Extrakt oder Teebaumöl enthält, verwenden. Sie können diese Zutaten auch einem milden Baby-Shampoo selbst beimischen. Eine Spülung nach der Haarwäsche mit einem Teeaufguss aus halb Kamille und halb Pfefferminze ist sehr wohltuend.
Haarboden schmerzt beim Kämmen: *Ferrum phosphoricum* D 12.
Knötchen mit Haarausfall: *Silicea* D 12 und *Kalium phosphoricum* D 12.

Kopfschweiß

Calcium phosphoricum D 6 (auch sehr gut für Kinder) und *Silicea* D 12; zusätzliche Einnahme von Vitamin E (2-mal 400 i.E. täglich) und das Trinken von Kräutertees über mehrere Wochen sind ebenfalls sehr wirksame Möglichkeiten.
Hier zwei Vorschläge für Kräutertees gegen starke Schweiß-

absonderung. Die Tees können abwechselnd getrunken werden. Es sollte jedoch eine Sorte nicht länger als 3 bis 4 Wochen verwendet werden.

Rezept 1:
50 g Schafgarbe
30 g Sternanis
60 g Salbei

1 EL Teemischung auf 1 Tasse Wasser; 2-mal täglich 1 Tasse frisch anbrühen, 10 Minuten ziehen lassen und noch heiß trinken.

Rezept 2:
100 g Salbei
25 g Baldrian
25 g Schachtelhalm

1 EL Teemischung auf 1 Tasse Wasser; 3- bis 4-mal täglich 1 Tasse frisch anbrühen, 10 Minuten ziehen lassen und noch heiß trinken.

Krähenfüße (Fältchen um die Augen)

Sie werden auch Lachfalten genannt und können schon in sehr jungen Jahren auftreten. Ihre Behandlung sollte daher frühzeitig beginnen.
Die besten dafür geeigneten Mineralsalze sind: *Silicea* D 12 und *Kalium phosphoricum* D 6.
Äußerlich: Es ist wichtig, nicht allzu oft chemische Produkte zu verwenden, da nach längerem Gebrauch eine Art

gedunsenes Aussehen entsteht und die Haut sich daran gewöhnt und nicht mehr reagiert. Außerdem können nach einiger Zeit Allergien auftreten. Besser sind natürliche, leichte Pflanzengels oder -cremes.
Antifalten-Behandlung für die Augenumgebung: Man trägt reichlich Augencreme, Augen-Gel (z.B. »Medobalm« aus der Apotheke) oder eine Aloe-Vera-, Kollagen- oder Feuchtigkeitsampulle (von der Kosmetikerin) auf und legt feuchte Wattepads darüber, die man entweder mit Schachtelhalmtee oder Milch getränkt hat. Während man sich niederlegt und ruht, etwa 15 Minuten einwirken lassen. Danach die überschüssige Creme oder das Gel mit den Pads leicht abwischen. Diese Behandlung kann einmal wöchentlich durchgeführt werden.
Bei sehr trockener Haut können ein paar Tropfen Jojobaöl um die Augengegend sanft, aber gründlich eingeklopft werden. Wenig verwenden, damit überschüssiges Öl nicht in die Augen rinnt.

Krampfadern

Vorbeugung und Heilung: *Calcium fluoratum* D12, *Calcium phosphoricum* D6.
Äußere Anwendungen: *Calcium-fluoratum*-Salbe, Beinwell- oder Rosskastanien-Creme (in Apotheke oder Reformhaus erhältlich) mit leichtem Druck nur auftragen, nicht massieren (Thrombosegefahr!); heiß-kalte Wechselduschen oder Güsse (siehe auch unter »Besenreiser«) und tägliches Radfahren helfen, dass die Krampfadern sich nicht vergrößern. Diese können auch beim Gefäßarzt ent-

fernt oder verödet werden. Sollten Sie sich zu diesem Schritt entschließen, können Sie etwas tun für die Elastizität der Gefäße und für eine gute Heilung mit den Mineralsalzen *Calcium fluoratum* D 6, *Ferrum phosphoricum* D 12 und *Calcium phosphoricum* D 6. Damit sind Sie bestens auf diesen Eingriff vorbereitet.
Um einer Verschlimmerung oder Venenentzündungen vorzubeugen, sollten diese Mittel über längere Zeit eingenommen und Stützstrümpfe getragen werden.

Tee-Mischungen gegen Krampfadern und Venenentzündungen

Die Tees können abwechselnd getrunken werden, jedoch sollte man die gleiche Sorte nicht länger als 3–4 Wochen genießen.

Rezept 1:
55 g Berberitze
45 g Rosskastanie
35 g Zypresse

Rezept 2:
40 g Berberitze
40 g Faulbaum
40 g Ringelblume
50 g Beinwell

Jeweils 1 EL Teemischung auf 1 Tasse kochendes Wasser, 3-mal täglich frisch zubereiten. 10 Minuten ziehen lassen und noch heiß trinken.

Leberflecke

Sie sind häufig genetisch bedingt. Meistens sind sie ungefährlich, jedoch ist eine Beobachtung auf Veränderung nötig. Wenn die Flecken größer und/oder rau werden, müssen sie vom Arzt untersucht und eventuell entfernt werden. Es ist nicht ratsam, sich selbst an diese Behandlung zu wagen.

Lippen

Trocken und rau: *Natrium chloratum* D 6 und *Silicea* D 12.
Aufgesprungene, rissige Lippen oder Mundwinkel: *Calcium fluoratum* D 12 und *Silicea* D 12.
Trocken, kleine Hautfetzen lösen sich: *Kalium phosphoricum* D 6, *Natrium chloratum* D 6; beim Zähneputzen können die Lippen sanft mit der Zahnbürste massiert und dann mit Nachtcreme oder Melkfett eingecremt werden.
Die meisten herkömmlichen Pflegestifte sind aus Vaseline hergestellt und trocknen bei häufiger Anwendung noch mehr aus. Vaseline hat eine abschirmende, aber auf längere Sicht keine hautaufbauende Wirkung.
Plissee-Falten über der Oberlippe: *Kalium phosphoricum* D 6 und *Silicea* D 12; Vitamin C 2000 mg, Vitamin E 600 i. E. täglich einnehmen.
Äußerliche Pflege mit Fruchtsäureprodukten, 2- bis 3-mal wöchentlich ein Peeling und regelmäßige Massagen mit Antifalten-Öl. Öfters Gesichtspackungen anwenden. (Siehe auch »Alterserscheinungen« auf Seite 111.)

Magersucht

Diese Krankheit weist meist auf ein psychisch-seelisches Problem hin und sollte genau beobachtet werden. Oft sind Selbsterfahrungsgruppen oder gute Bücher eine erste Hilfe zur Veränderung der Sichtweise und Lebenseinstellung. Der achtsame und liebevolle Umgang mit dem eigenen Körper ist eine wesentliche Voraussetzung für das seelische Wohlbefinden.
Magerkeit trotz ausreichender Nahrung kann organische Ursachen, wie Diabetes oder Schilddrüsenkrankheiten, haben. Hier muss ebenfalls ein Arzt konsultiert werden.
Mineralsalz-Behandlung: *Calcium phosphoricum* D 6, *Kalium chloratum* D 6 und *Natrium chloratum* D 6 wirken aufbauend bei Schwächegefühl, Übelkeit und mangelnder Magensaftbildung.
Bei Appetitlosigkeit durch nervliche Überbelastung: *Kalium phosphoricum* D 6 und *Magnesium phosphoricum* D 6. Sportliche Betätigung, die mit leichter Belastung beginnen sollte, regt den Appetit auf gesunde Weise an und steigert zudem das Selbstbewusstsein.

Milien (Grießkörnchen)

Sie sind verhärtetes Cholesterin, das unter der Hautoberfläche eingeschlossen ist. Milien können sowohl bei trockener als auch bei fettiger Haut auftreten, wobei fettige Haut häufiger betroffen ist.
Die Ursache ihres Entstehens ist mangelndes Lecithin und Vitamin B_2. Mitunter verschwinden sie wieder ohne jegli-

che Behandlung, nämlich dann, wenn die Ernährung die notwendigen Stoffe liefert.

Lecithin ist enthalten in Eigelb, Nüssen, Weizen, Soja- und Lecithinöl. Es gibt jedoch auch Lecithin-Granulat im Reformhaus, das über Speisen gestreut oder pur eingenommen werden kann.

Vitamin B_2 sollte nicht einzeln, sondern als Vitamin-B-Komplex genommen werden, der auch fettigen Haaren und fettiger Haut entgegenwirkt.

Günstig wirken die Mineralsalze *Natrium phosphoricum* D 6 und *Silicea* D 12 auf diese Hauterscheinung.

Zur Entfernung der Milien muss die Hautoberfläche mit einem kleinen Schnitt angeritzt werden. Die Milie lässt sich dann mit leichtem Druck herausheben. Danach ist die kleine Wunde mit etwas Alkohol oder einem Tropfen Teebaumöl zu desinfizieren.

Mitesser

Sie entstehen, wenn das Hautfett, der Talg, sich in erweiterten Poren ansammelt und sitzen bleibt. Es entsteht ein kleiner dunkler Punkt durch die Verschmutzung.

Ungünstig ist das Waschen mit normaler Seife, denn sie verhärtet die Oberfläche und lässt mehr und mehr Mitesser entstehen, weil der Säuremantel der Haut gestört wird.

Zur Vermeidung von Mitessern sollten die Mineralsalze *Natrium phosphoricum* D 6 und *Silicea* D 12 sowie Vitamin C und B-Komplex (am besten Spirulina) über längere Zeit eingenommen werden.

Zur Entfernung der Mitesser und Unreinheiten ist ein Ge-

sichtsdampfbad mit Zusatz von Kamille geeignet, das die Hautoberfläche besonders weich macht und so zum Ausdrücken vorbereitet. Dies sollte mit einem um die Finger gewickelten Papiertuch erfolgen.
Danach wird Teebaumöl oder Lavendelöl aufgetragen, damit sich die ausgedrückten Stellen nicht entzünden.
Zur täglichen Hautpflege sind Hautcremes mit viel Feuchtigkeit und etwas Fett geeignet. Man kann bei jeder Anwendung 1 Tropfen ätherisches Zitronenöl und Wacholderbeeröl der Creme beimischen. Diese beiden Öle sind besonders geeignet bei großen Poren und fettiger, unreiner Haut, ohne sie auszutrocknen.
Verwenden Sie bei fettiger Haut niemals ausschließlich fettfreie Pflegeprodukte. Sie regen die Fettproduktion der Haut noch mehr an und schaden mit der Zeit dem Hautbild.

Mundgeruch

Er kann verschiedene Ursachen haben. Am häufigsten entsteht er durch schlechte Zähne oder Unstimmigkeiten im Magen-Darm-Trakt, aber auch durch Übersäuerung und Candida albicans.
Wenn der Mundgeruch über lange Zeit bestehen bleibt, ist eine Untersuchung der Ursache nötig.
Die folgenden Mineralsalze sind eine große Hilfe:
Bei saurem Geschmack (z. B. bei Diabetes): *Natrium phosphoricum* D 6.
Bei bitterem Geschmack: *Natrium sulfuricum* D 6 einnehmen und Leber-Galle-Tee trinken!

Ekel erregender Mundgeruch: *Kalium phosphoricum* D 6, *Natrium phosphoricum* D 6.
Zur täglichen Hygiene gehört die Pflege der Mundhöhle und der Zähne. Auch das Kauen von Gewürznelken oder medizinischem Kaugummi verbessert den Mundgeruch. Wenn jedoch eine Krankheit oder Karies dahinter stecken, ist das trotz Kaugummi zu riechen, und es bedarf der Abklärung.

Muskeln

Sie verleihen unserem Körper Beweglichkeit und Kraft, aber auch die Form.
Bei regelmäßigem Training verwandelt sich Fett in Muskeln, d. h., Fettgewebe wird abgebaut und Muskeln aufgebaut.
Wenn Sie die Absicht haben abzunehmen, dann sind *Natrium sulfuricum* D 6 und *Calcium phosphoricum* D 6 die richtigen Helfer. Diese beiden Mineralsalze geben Ihnen ein rundum gutes Gefühl, wenn Sie Ihre Essgewohnheiten ändern wollen. Lesen Sie dazu auch nach unter dem »28-Tage-Schönheitsprogramm« ab Seite 76.
Muskelriss, Muskelzerrung, Überdehnung: *Ferrum phosphoricum* D 12, *Calcium fluoratum* D 12 und *Calcium phosphoricum* D 6, *Silicea* D 12.
Muskelkrämpfe: *Magnesium phosphoricum* D 6. 10 Tabletten in heißem Wasser auflösen und trinken; diese Art des Einnehmens von *Magnesium phosphoricum* (Nr. 7) ist auch bekannt unter dem Begriff »Heiße Sieben« und ist bei allen krampfartigen Schmerzen ein hervorragendes Mittel.

Äußerlich kann bei Krämpfen gleichzeitig die *Magnesium-phosphoricum*-Salbe angewendet werden.
Muskelerschlaffung und -schwäche: *Calcium fluoratum* D 12, *Ferrum phosphoricum* D 12, *Calcium phosphoricum* D 6.
Muskelschwund: *Calcium phosphoricum* D 6, *Kalium phosphoricum* D 6, *Magnesium phosphoricum* D 6, *Silicea* D 12.
Muskellähmung: *Kalium phosphoricum* D 6.
Muskelkater: *Magnesium phosphoricum* D 6, *Kalium phosphoricum* D 6.
Ein Aromabad mit ätherischen Ölen wie Sandelholz, Lavendel, Rosmarin, Fichtennadel (mit 1 Becher Jogurt oder Sauermilch vermischt dem Badewasser zusetzen) lässt die Muskelschmerzen rascher verschwinden.
Die Badetemperatur sollte auf ca. 39–40 °C durch Zulauf heißen Wassers für die Badedauer von etwa 15–20 Minuten gehalten werden.
Danach trägt eine Massage mit dem Massageöl Nr. 4 (siehe unter »Rezepte – (nicht nur) für das 28-Tage-Schönheitsprogramm« ab Seite 80) zur Entspannung bei und lockert die Muskulatur.

Nägel

(Siehe dazu »Fingernägel« und »Fußnägel«.)

Narben

Frische Narben sollten besonders gut behandelt werden, damit sie sauber und flach verheilen und keine Keloide (Wülste) bilden.
Zur Vorbeugung und Vermeidung von Wulstbildung sind die Mineralsalze *Calcium fluoratum* D 12, *Ferrum phosphoricum* D 12 und *Silicea* D 12 die wichtigsten.
Vitamin E 600 i. E. täglich zusammen mit den Mineralsalzen ist die beste Narben-Behandlung. Regelmäßige Einnahmen werden die Narben rasch und ohne zu verhärten heilen lassen.
Äußerliche Anwendungen mit *Calcium-fluoratum*-Salbe und Vitamin E (Kapsel öffnen und Inhalt auf die Narbe auftragen) unterstützen die Heilung und halten die Narbe weich und elastisch.

Nesselsucht

Häufiges Auftreten, allergische Reaktion: *Kalium sulfuricum* D 6, *Calcium phosphoricum* D 6, *Natrium chloratum* D 6.
Den Symptomen auf den Grund gehen! Darmpilz, Übersäuerung und die Einnahme von Antibiotika und Kortikoiden sind oft die Ursache.
Mit starkem Juckreiz: *Calcium phosphoricum* D 6, *Magnesium phosphoricum* D 6.
Haut trocken und schuppig: *Kalium sulfuricum* D 6; nicht verwechseln mit Schuppenflechte (Psoriasis); Vitamine A, B, C und E einnehmen.

Haut schmerzt, es kommt zu cremigen Absonderungen: *Natrium phosphoricum* D 6, *Silicea* D 12.
Zur Linderung können äußerlich Mineralsalz-Salben angewendet oder Umschläge mit aufgelösten Mineralsalz-Tabletten gemacht werden.
Dazu etwa 15 Tabletten auf ½ Liter abgekochtes, abgekühltes Wasser geben. Die Mineralsalze bestimmen Sie dem oben geschilderten Zustand entsprechend. (Siehe auch unter »Akne«.)

Neurodermitis

Bitte lesen Sie auch die Hinweise unter »Darmpilz« zu diesem Thema.
Die wichtigste Maßnahme ist, das gestörte Immunsystem aufzubauen und den Allergenen den Kampf anzusagen. Wie Sie dieses Problem selbst lösen können, ersehen Sie aus dem Kapitel »Das 28-Tage-Schönheitsprogramm«.
Die Ernährung muss viel frisches Obst und Gemüse, gesunde Fette und wenig tierisches Eiweiß, Weißmehlprodukte und Süßigkeiten enthalten. Auch Getreide und Hülsenfrüchte sind für die Lieferung von Mineralen und Aminosäuren sehr wichtig.
In fast allen Fällen scheinen nervliche und seelische Zusammenhänge und zu wenig Selbstliebe eine große Rolle zu spielen. Wahrscheinlich ist eine Auseinandersetzung mit alten Mustern, Ängsten, Schuldgefühlen und deren Auflösung vonnöten, um eine Heilung überhaupt erst zu ermöglichen. Wenn Sie also ein Problem haben, so schauen Sie es an, offen und schonungslos. Nach anfänglichen

Schmerzen kommt die Auflösung und mit ihr ein neues Leben ...

Mineralsalz- und Vitamin-Mängel machen den Weg frei für alle möglichen Symptome, auch für Neurodermitits. Da diese Mängel meist längere Zeit bestehen, ist eine Langzeitbehandlung nötig mit: *Natrium phosphoricum* D 6, *Kalium phosphoricum* D 6, *Kalium sulfuricum* D 6, *Kalium chloratum* D 6, *Magnesium phosphoricum* D 6 und *Calcium phosphoricum* D 6.

Diese Salze können morgens als Cocktail hergestellt und in häufigen kleinen Schlucken über den Tag verteilt genommen werden (siehe auch »Rezepte – (nicht nur) für das 28-Tage-Schönheitsprogramm« ab Seite 80).

Zusätzlich täglich:

- Vitamin-B-Komplex in Form von Spirulina oder Bierhefe;
- Vitamin B_6 10 mg;
- Vitamin C 3000 mg;
- Vitamin E 400 i. E.

Linolsäure ist besonders wichtig und sehr wirksam. Es ist enthalten in Nachtkerzen-, Soja-, Leinsamen- und Johannisbeerkernöl.

Es sollte täglich Jogurt mit Acidophilus-Stämmen, dem man 2 TL Milchzucker beimischt, gegessen werden.

Das Trinken von Kombucha-Tee über längere Zeit bringt ebenfalls Linderung und Heilung. Kombucha ist auch in Kapselform in der Apotheke erhältlich.

Äußerliche Anwendungen: Umschläge mit aufgelösten Mineralsalzen *Kalium phosphoricum* D 6, *Magnesium phos-*

phoricum D 6 oder *Silicea* und Einreibungen mit den gleichen Mineralsalz-Salben oder Aloe-Vera-Gel, dem man ein paar Tropfen Grapefruitkern-Extrakt beimischen kann.

Vollbad zur Entschlackung und Beruhigung der Haut bei Neurodermitis

Das folgende Mineralbad wirkt am besten bei einer Temperatur von 37–39 °C, die durch Zulaufen warmen Wassers gehalten werden sollte:

1 Päckchen Luvos Heilerde
30 Tabletten *Kalium phosphoricum* D 6
30 Tabletten *Magnesium phosphoricum* D 6
30 Tabletten *Calcium phosphoricum* D 6
5 EL Kochsalz

Badezeit: etwa 20 Minuten bei etwa 39 °C. Haut nach dem Bad mit klarem Wasser abspülen und nach dem Trocknen mit *Silicea*- oder *Magnesium-phosphoricum*-Salbe oder Arnika-Massageöl massieren.

Offene Beine

(Siehe auch unter »Unterschenkel-Geschwüre«.)
In erster Linie sollte auf eine gesunde Ernährungsweise (siehe »Das 28-Tage-Schönheitsprogramm«) geachtet, Nikotin und Alkohol weggelassen werden, dann bringt die folgende Behandlung Erfolg und Heilung.
Zuerst entgiftende Mineralsalze für etwa 10 Tage einnehmen: *Ferrum phosphoricum* D 12, *Kalium chloratum* D 6, *Kalium sulfuricum* D 6 und *Natrium sulfuricum* D 6.

Dann blutaufbauende Mineralsalze und Vitamine für eine Langzeit-Behandlung: *Ferrum phosphoricum* D 12, *Calcium fluoratum* D 12, *Calcium phosphoricum* D 6, *Kalium phosphoricum* D 6, *Magnesium phosphoricum* D 6, *Silicea* D 12 und *Calcium sulfuricum* D 6.
Vitamin-B-Komplex (Spirulina), 2-mal 6–10 Tabletten, Vitamin C 3000 mg, Vitamin E 600 i. E., jeweils täglich.
Äußerliche Anwendung mit Mineralsalz-Tabletten, die in pulverisierter Form auf die Wunde gestreut werden können. Besonders geeigent sind hierbei *Ferrum phosphoricum*, *Silicea* und *Calcium sulfuricum.*

Ödem (Wasseransammlung im Gewebe)

Diese sollten ärztlich abgeklärt werden! Die Einnahme von Herz, Nieren und Leber unterstützenden und entgiftenden Mineralsalzen ist hier gefragt. Diese sind *Kalium chloratum* D 6, *Kalium phosphoricum* D 6, *Natrium chloratum* D 6 und *Natrium sulfuricum* D 6.
Übergewichtige Menschen, mit Wasseransammlungen in Knöcheln, Beinen und Schenkeln, haben meistens einen akuten Mangel an Lecithin, das man als Granulat im Gesundheitsladen kaufen kann. Die natürlichen Ressourcen sind Lecithinöl, Sojaöl und Sojabohnen, Sonnenblumenöl, Eigelb. Eier sind deshalb geeignet bei hohem Cholesterinspiegel!
Vollbäder mit 500 g Kochsalz sind ebenfalls sehr wirksam. Badezeit etwa 20 Minuten bei gut warmem Wasser (etwa 38–39 °C), außer bei Herzkrankheiten oder hohem Blutdruck. Hier soll die Wassertemperatur 37 °C nicht über-

schreiten. Haut hinterher mit klarem Wasser abspülen und mit dem folgenden Massageöl einreiben.

Entstauendes Massageöl nach dem Bad: 200 ml Mandelöl mit 3 ml Wacholderbeeröl und 2 ml Fichtennadelöl gut verschütteln und damit die befallenen Körperteile einmassieren.

> ***Hinweis:*** Nicht anwenden während der Schwangerschaft! Wacholderbeeröl ist in dieser Zeit nicht geeignet, weil es die Nierentätigkeit stark anregt.

Kräutertee-Mischungen zur Entwässerung

Eine Tee-Mischung nicht länger als 3–4 Wochen trinken, sondern auf die andere überwechseln.

Mischung 1:

25 g Weißdorn
25 g Zinnkraut
25 g Wermut
25 g Wacholder

Auf 1 Tasse kochendes Wasser 2 TL Teemischung, 10 Minuten lang ziehen lassen, abseihen und noch heiß trinken. 2–3 Tassen am Tag, stets frisch zubereiten.

Mischung 2:

30 g Hauhechel
30 g Wacholder
25 g Süßholz
25 g Petersilie

Auf 1 Tasse kochendes Wasser 2 TL Teemischung, 10 Minuten ziehen lassen, abseihen und noch heiß 1 Tasse morgens trinken.

Ohren

Wenn sie zu sehr abstehen, kann durch Schönheits-Chirurgie geholfen werden. Bei kleinen Kindern sind die Ohren noch besser zu beeinflussen: Mützchen über Nacht anziehen, damit die Ohren beim Kopfdrehen nicht umknicken. Die Mineralsalze *Calcium fluoratum* D12 und *Calcium phosphoricum* D6 unterstützen formende Maßnahmen.

Operationen

Wenn ein operativer Eingriff notwendig geworden ist, kann man sich mit Mineralsalzen bestens darauf vorbereiten und auch nachbehandeln.
Zur Vorbereitung für eine rasche Heilung und gegen Entzündungen: *Ferrum phosphoricum* D12 und *Kalium chloratum* D6; Vitamin C 2000 mg und Vitamin E 400 i.E. täglich. Etwa 10–14 Tage vorher mit dem Einnehmen beginnen.
Zur Nachbehandlung, etwa drei bis vier Wochen beibehalten: *Ferrum phosphoricum* D12, *Kalium chloratum* D6, *Calcium fluoratum* D12, *Silicea* D12; Vitamin C 2000 mg, Vitamin E 400 i.E. täglich.
Sehr günstig wirken sich außerdem Enzym-Präparate auf die Heilung der inneren und äußeren Narben aus. Sie kön-

nen vom Arzt verschrieben werden und sollten unmittelbar nach dem Eingriff eingenommen werden. Zur Narbenbehandlung siehe unter »Narben«.

Parodontose

Zahnfleischschwund und Kieferknochenschwund können bis ins hohe Alter vermieden werden mit regelmäßiger Einnahme von *Calcium fluoratum* D 12, *Calcium phosphoricum* D 6, *Magnesium phosphoricum* D 6 und Vitamin C. Die Mineralsalze und Vitamin C erhalten die Kieferknochenmasse, Zähne und Zahnfleisch elastisch und gesund.

Pickel

Sie können verschiedene Ursachen haben. Diese sind generell im Inneren zu finden, auch wenn sie manchmal durch äußere Einflüsse wie Luftverschmutzung, falsches Ausdrücken von Mitessern oder Unreinheiten, die sich dann entzünden, begünstigt werden. Eine gesunde Ernährung ist auch hier die Grundbedingung zur Heilung.
Reife Pickel können vorsichtig mit einem um die Finger gewickelten Kosmetik-Tuch ausgedrückt werden. Danach sollten die kleinen Wunden mit Alkohol (z. B. Aftershave oder Gesichtslotion), mit Teebaum-, Lavendelöl oder Arnika-Tinktur nachbehandelt werden. Diese Mittel beschleunigen die Abheilung und beugen Entzündungen vor. Beim Ausdrücken ist darauf zu achten, dass die Haut nicht zwischen den Fingernägeln zerquetscht wird, denn das hinterlässt Narben, da das Gewebe dabei zerstört wird.

Bei Entzündungen ist am besten die Einnahme von: *Ferrum phosphoricum* D 12 und *Kalium chloratum* D 6 und *Silicea* D 12 und Vitamin C 2000 mg, Vitamin E 400 i. E. täglich.

Wenn Pickel sich immer wieder zeigen, sollte an eine Blutreinigung und den Aufbau des Immunsystems gedacht werden. Dienliche Hinweise hierzu finden Sie unter dem »28-Tage-Schönheitsprogramm« sowie unter »Haut«.

Joggen und Sportarten an frischer Luft und im Grünen sowie ausreichender Schlaf sorgen ebenfalls für eine gute Haut.

Poren

Zu groß, erweitert, Mitesser: *Natrium phosphoricum* D 6, *Silicea* D 12.

Mit Pickeln und Unreinheiten: *Ferrum phosphoricum* D 12, *Kalium chloratum* D 6, *Calcium sulfuricum* D 6 und *Silicea* D 12. Bei diesem Hautbild ist darauf zu achten, dass tierische und überhitzte Fette sowie scharfe Gewürze gemieden werden. Das Rauchen begünstigt die Erweiterung von Poren und Kapillaren ebenfalls.

Zur äußerlichen Pflege sollten öfter Peelings und Gesichtspackungen mit Heilerde durchgeführt werden.

Pflegeprodukte sollten keine schweren Fette beinhalten, jedoch auch nicht fettlos sein. Am besten geeignet sind feuchtigkeitshaltige Cremes mit einem kleinen Fettanteil. Mit der Beigabe von ätherischen Ölen (1 Tropfen Wacholder- oder Zitronenöl) in die jeweilige Cremeportion kann außerdem Großporigkeit und überschüssiger Fettproduktion entgegengewirkt werden. Siehe zu diesem Thema auch unter »Haut«.

Prellungen (Bluterguss, Hämatom)

Calcium fluoratum D 12, *Kalium chloratum* D 6, *Kalium sulfuricum* D 6, *Silicea* D 12; es können Mineralsalz-Tabletten und -Salben verwendet werden.
Sehr gut ist die Wirkung der Mineralsalze zusammen mit der Einnahme von Enzymen (»Wob-Enzym«, »Phlog-Enzym«) bei allen stummen Verletzungen wie Zerrungen, Prellungen, Frakturen, Hämatomen.
Äußerlich können kalte Kompressen oder Eis aufgelegt und mit *Ferrum-phosphoricum-* oder *Kalium-chloratum-*Salbe behandelt werden, um die Heilung zu beschleunigen; wenn der Knochen verletzt ist, so ist *Calcium phosphoricum* das richtige Mineralsalz zum Einnehmen sowie zur Salbenherstellung.

Psoriasis (Schuppenflechte)

Kalium sulfuricum D 6 und *Magnesium phosphoricum* D 6; diese Mineralsalz-Tabletten und -Salben können bei allen Formen angewendet werden. Zusätzlich ist eine Vitamin-Behandlung nötig:

Vitamin A, 1 mg
4 EL Lecithin-Granulat (Reformhaus)
Vitamin C 3000 mg
Vitamin E 600 i. E.
B-Vitamine in Form von Spirulina, jeweils täglich

Feuchte Umschläge bringen Linderung bei starkem Juckreiz und Rötung. Dazu werden, je nach Größe der zu behandelnden Fläche, 10–20 zerstoßene *Magnesium-phosphoricum*-Tabletten mit etwa 1/2 Liter lauwarmem abgekochtem Wasser verrührt, ein Tuch eingetunkt und auf die befallenen Hautpartien aufgelegt. Etwa 1 Stunde, mit einem Handtuch abgedeckt, einwirken lassen. Danach kann *Magnesium-phosphoricum-* oder *Natrium-phosphoricum-*Salbe aufgetragen werden.
Abklären lassen, ob Darmpilz vorhanden ist, der sehr häufig ähnlich wie Psoriasis aussehende Hautkrankheiten auslöst. (Siehe auch unter »Darmpilz«.)
Bei den meisten Hautkrankheiten unterstützt eine mehrwöchige Kur mit Kombucha-Tee die Therapie mit Mineralsalzen, weil sie entgiftend wirkt und gegen Verstopfung hilft. Kombucha lässt die Darmflora gesunden und baut das Immunsystem auf. Der Kombucha-Pilz, der mit schwarzem Tee angesetzt wird, ist zusammen mit den nötigen Informationen im Reformhaus erhältlich.

Kräutertee-Mischungen gegen Psoriasis

Mischung 1:

20 g Brombeerblätter
20 g Eichenrinde
20 g Salbei
20 g Schachtelhalm
20 g Tausendgüldenkraut

1 EL Tee-Mischung mit 1 Tasse kochendem Wasser anbrühen, 10 Minuten ziehen lassen; 3 Tassen über den Tag verteilt, immer frisch zubereitet, trinken.

Mischung 2:
50 g Tannensprossen
25 g Tausendgüldenkraut
25 g Süßholz

1 EL Tee-Mischung mit 1 Tasse kochendem Wasser anbrühen, 10 Minuten ziehen lassen; 3 Tassen über den Tag verteilt, immer frisch zubereitet, trinken.

Quaddeln (wässrige oder eitrige Bläschen)

Generell: *Natrium chloratum* D 6.
Bei Eiterbildung: *Natrium sulfuricum* D 6, *Silicea* D 12.
Bei Allergien: *Natrium phosphoricum* D 6, *Calcium phosphoricum* D 6, Vitamin C und Vitamin E.
Äußerlich können Umschläge mit in Wasser aufgelösten Mineralsalz-Tabletten, die dem Hautzustand gemäß zu wählen sind, durchgeführt werden.

Quetschungen

Mit Bluterguss: *Ferrum phosphoricum* D 12, *Calcium fluoratum* D 12, *Silicea* D 12.
Mit Schwellung und/oder Entzündung: *Ferrum phosphoricum* D 12, *Kalium chloratum* D 6, *Calcium fluoratum* D 12, *Silicea* D 12.

Rasieren

Ob Trocken- oder Nassrasur, es tut der Haut gut, sie nicht nur mit einem meist alkoholhaltigen Aftershave zu be-

handeln, denn die meisten Rasierwasser trocknen die Haut aus und lassen sie früher altern.
Eine gute Feuchtigkeitscreme oder -lotion mit etwas Fettgehalt erhält die Haut jung und gesund. Zum Sport im Freien sollte eine Sonnenschutzcreme aufgetragen werden.
Verletzungen von der Rasur, die bluten, sollten zuerst desinfiziert werden. Das kann mit Alkohol oder ätherischen Ölen von Teebaum oder Lavendel geschehen. Keine Angst vor den starken Düften der Öle, sie sind stark flüchtig und nach spätestens 20 Minuten nicht mehr zu riechen.
Bei unreiner Haut kann man ein paar Tropfen dieser Öle in die Gesichtscreme mischen, weil dann Pickel und kleine Wunden schneller heilen und das Hautbild verbessert wird.
Eingewachsene Barthaare sind häufig die Ursache für Entzündungen. Diese können nur vermieden werden, wenn die Haut weich gehalten und eine starke Verhornung vermieden wird. Das kann unterstützt werden mit der Einnahme von den Mineralsalzen *Calcium fluoratum* D12 und *Ferrum phosphoricum* D12 sowie der äußerlichen Pflege der Haut mit *Calcium-fluoratum*-Salbe oder einer fetthaltigen Feuchtigkeitscreme. Auch ein wöchentliches Peeling ist sehr geeignet. Es trägt abgestorbene Hautzellen ab und macht die Haut frisch und weich. Eingewachsene Haare müssen mit einer sterilen Nadel und Pinzette entfernt werden, da die Hornmasse immer wieder eitern wird.
Blutstillend und desinfizierend bei Rasurverletzungen sind auch die heute als Deosteine bekannten Alaunsteine, die

Bakterien abtöten. Sie werden mit Wasser angefeuchtet und über die verletzte Stelle gerieben. In gleicher Weise werden sie als hervorragende Deodorants gegen Schweißgeruch inzwischen sehr geschätzt. Sie kosten nicht allzu viel und halten jahrelang. Außerdem sind sie duftneutral, so dass Parfums oder After-Shave-Lotions gleichzeitig verwendet werden können. Die Deosteine haben keinerlei gesundheitliche Nachteile.

Rhagaden (Risse und Schrunden)

Risse an den Mundwinkeln und Lippen: *Ferrum phosphoricum* D 12, *Calcium fluoratum* D 12, *Silicea* D 12.
Äußerliche Behandlung: Mineralsalz-Salben der obigen Salze oder Melkfett, dem man einen Tropfen Lavendelöl oder Rosenöl beimischen kann.

Rötungen

Aller Art und jeden Ursprungs (siehe dazu auch unter »Haut« ab Seite 159): *Ferrum phosphoricum* D 12, *Magnesium phosphoricum* D 6, *Natrium sulfuricum* D 6, *Calcium sulfuricum* D 6.
Von hohem Blutdruck: *Ferrum phosphoricum* D 12, *Magnesium phosphoricum* D 6, *Kalium phosphoricum* D 6, *Calcium fluoratum* D 6.
Äußerliche Behandlung: Das Gesicht an den nicht geröteten Partien gut massieren, das zieht die Röte etwas ab und fördert die Durchblutung, denn es handelt sich bei starken Rötungen um Durchblutungsstörungen.

Gesichtsmaske gegen Gesichtsrötungen und geplatzte Äderchen (für jeden Hauttyp)

1 EL Quark oder Jogurt
2 Tropfen ätherisches Öl Kamille
½ TL Weizenkeimöl

Das Gesicht zuerst mit einer dünnen Schicht Hämorridencreme eincremen. Die Zutaten für die Maske gut verrühren und dick auf das Gesicht auftragen. *Einwirkzeit:* 15–20 Minuten, währenddessen man sich hinlegen sollte. Kalt abwaschen und Creme auftragen.

> ***Hinweis:*** Zur Abdeckung von Rötungen eignen sich grüne Abdeckstifte, die im Kosmetikhandel erhältlich sind.
> Große Temperatur-Unterschiede meiden! (Sauna, zu viel Sonne, Sonnenbank, vom Kalten in sehr warme Räume gehen.)

Rosacea

Sie wird auch Akne der Erwachsenen genannt und bildet sich meist im fünften Lebensjahrzehnt. Sie tritt im Gesicht auf und wird durch Erweiterung und Bruch der feinen Blutgefäße verursacht; die Haut sieht bläulich rot aus, schuppt sich und hat Knötchen, die zuerst auf der Nase auftreten.
Es kann eine Langzeit-Behandlung mit Mineralsalz-Kombination Nr.10 (siehe Seite 74), *Calcium fluoratum* D12

sowie Spirulina durchgeführt werden, die Rosacea positiv beeinflussen und eine Verschlechterung verhindern.
Da die Veranlagung zu Rosacea erblich ist, kann in jungen Jahren mit der Einnahme von *Calcium fluoratum* D 12, Vitamin C und Spirulina, welche die Elastizität der Gefäße erhalten und stärken, sowie *Natrium sulfuricum* D 6 begonnen werden, das die Lebertätigkeit unterstützt.
Es sollten folgende Vitamine eingenommen werden: B-Komplex (am besten Spirulina), Vitamin B_2 5 mg, Vitamin C 2000 mg, jeweils täglich. Diese Therapie sollte mehr oder weniger lebenslang beibehalten bzw. in regelmäßigen Abständen durchgeführt werden.
Der Arzt kann prüfen, ob eine Laser-Verödung in Frage kommt, was meist durch die Hautbeschaffenheit nicht möglich ist.
Abdeckung der befallenen Haut mit grünen Abdeckstiften oder Camouflage-Make-up aus dem Kosmetikhandel sind eine sofortige Möglichkeit, die Rötung weitgehend unsichtbar zu machen und ihr entgegenzuwirken.
Zur äußerlichen Behandlung kann die folgende Gesichtsmaske angewendet werden:
Gesichtsmaske gegen Rosacea: Eine Hand voll frische Petersilie und 5 *Calcium-fluoratum*-Tabletten im Mixer zu Brei zerkleinern, 1 EL Quark oder Jogurt zugeben und gut mischen. Auf das Gesicht auftragen – am besten sollte man sich dazu hinlegen – und 15–20 Minuten einwirken lassen. Kalt abwaschen und *Calcium-fluoratum-* oder *Silicea*-Salbe auftragen.
Unbedingt meiden: übermäßige Hitze, zu viel Sonne, Solarium, übermäßiger Alkohol- und Nikotingenuss, große

Temperatur-Schwankungen, Kortison-Behandlungen (sie machen die Haut dünn). Bluthochdruck und erhöhter Alkoholkonsum sind bei Veranlagung häufig Auslöser für Rosacea.

Scheidenpilz (Mykose)

Er entsteht meist nach Einnahme von Antibiotika und ist sehr hartnäckig. Wenn Darmpilze über lange Zeit persistieren, kann er sich auf den ganzen Körper, so auch auf Blase und Unterleib, ausbreiten. Deshalb sollte bei Scheidenpilz eine Untersuchung auf Darmpilze in Erwägung gezogen werden.
Scheidenspülungen mit einer Frauendusche und Waschungen können mit lauwarmem, abgekochtem Wasser etwa 2- bis 3-mal in der Woche durchgeführt werden unter Zugabe eines der folgenden Mittel:

- je 8 zerstoßene Mineralsalz-Tabletten *Natrium chloratum* D 6 und *Natrium phosphoricum* D 6 (dient dem Säure-Basen-Ausgleich) oder
- 5 Tropfen Teebaumöl (desinfizierend und heilend) oder
- 3 Tropfen Grapefruitkern-Extrakt (desinfizierend, entzündungshemmend; sollte zusätzlich eingenommen werden) oder
- Niemblätter-Tee (pilztötend und entzündungshemmend) oder
- Lapacho-Tee (pilztötend und entzündungshemmend).

Die beiden Tee-Zubereitungen finden Sie unter »Darmpilz« auf Seite 130. Probieren Sie aus, was Ihnen am besten zu-

sagt und bekommt, alle Vorschläge sind gut verträglich und dienen der Linderung von Wundschmerz, Rötung und Juckreiz. Die vollständige Heilung muss allerdings durch innerliche Maßnahmen geschehen.
Nach Bädern, Waschungen oder Spülungen sollte die Haut mit einer fetthaltigen Creme oder einem Öl nachbehandelt werden. Man kann dazu eine Pflanzencreme oder Mandelöl verwenden, dem 2 Tropfen Teebaumöl oder Grapefruitkern-Extrakt gegen Rötungen und Juckreiz beigemischt werden. Calendula-Creme (von Weleda) ist ebenfalls sehr geeignet.
Es kann auch ein mit Teebaumöl getränkter Tampon in die Scheide eingeführt werden. Dafür verdünnt man das Teebaumöl etwas mit abgekochtem, kühlem Wasser und tränkt den Tampon damit. Tampon täglich erneuern.
Sehr wirksam ist auch ein selbst hergestellter Knoblauch-Tampon. Dazu nimmt man ein kleines Stückchen Stoff, in das man eine kleine rohe Knoblauchzehe, die man in drei Stücke schneidet, einbindet. Den Bindfaden lang genug lassen, damit der Tampon (nach etwa 24 Stunden) wieder mühelos entfernt werden kann.

Schlafstörungen

Sie sind der Schönheit sehr abträglich! Auch ist der Schlaf mit Hilfe von Schlaftabletten kein echter, entspannender Schönheitsschlaf. Oft sind diese Störungen auf den Mangel an Mineralen zurückzuführen.
Die passenden Mineralsalze sind: *Calcium phosphoricum* D 6, *Kalium phosphoricum* D 6 und *Magnesium phospho-*

ricum D 6. Es sollten tagsüber alle zwei Stunden je 2 Tabletten eingenommen werden.
Einschlafschwierigkeiten können, durch zu viel Fernsehen oder wenn man die Gedanken nicht abschalten kann, auftreten. Vor allem, wenn das Fernsehgerät erst kurz vor dem Einschlafen ausgeschaltet wird. Man sollte dazwischen mindestens eine halbe Stunde Ruhe haben und lieber lesen.
Als Einschlafmittel wirken 4 Tabletten *Kalium phosphoricum* D 6 unter die Zunge gelegt oder die »Heiße Sieben«, 10 Tabletten *Magnesium phosphoricum* D 6 in heißem Wasser aufgelöst, wahre Wunder.

> *Schlaf ist das nährendste Gericht beim Fest des Lebens!*

Schmerzen

Auf der Haut ohne Verletzungen: *Magnesium phosphoricum* D 6, *Silicea* D 12; es können mit diesen Mineralsalzen auch feuchte Umschläge gemacht oder Salben verwendet werden.

Schönheitsoperationen

(Siehe unter »Operationen«.)

Schrunden

Diese können durch Kälte, Wasser oder Putzmittel verursacht werden.

Blutende, rissige Haut, auch eiternd: *Calcium fluoratum* D 12, *Ferrum phosphoricum* D 12, *Silicea* D 12. (Siehe auch unter »Haut« und »Hände«.)

Schwangerschaftsstreifen (Striae)

Mineralsalze sind für Mutter und Kind sehr gut. Sie halten das strapazierte Gewebe der Bauchdecke und der Brust der Mutter elastisch und verhelfen dem Baby zu gesunden Knochen und Zähnen.

Die Zähne der Mutter sind je nach Veranlagung oft durch eine Schwangerschaft in Gefahr, da das werdende Leben das nötige Kalzium entzieht. Mit der Einnahme der folgenden Mineralsalze wird dem Zahnverlust oder der Beschädigung vorgebeugt. Die Mittel, auch die Vitamine, können unbedenklich eingenommen werden, da sie frei von negativen Nebenwirkungen sind.

Mineralsalze: *Calcium fluoratum* D 12, *Calcium phosphoricum* D 6, *Silicea* D 12; zusätzlich Vitamin C 2000 mg, Vitamin E 600 i. E., Pantothensäure (Vitamin B_5) 300 mg (Spirulina ist sehr geeignet), jeweils täglich.

Zur äußerlichen Pflege von Bauch und Brust können *Calcium-fluoratum-* und *Silicea*-Salbe unterstützend angewendet werden, was vor allem in den letzten drei Schwangerschaftsmonaten wichtig ist.

Einen stark gewebestützenden Effekt hat auch die regelmäßige Bauch- und Brustmassage mit Weizenkeimöl, dem man den Inhalt von 1–2 Kapseln Vitamin A (Retinol wirkt stark hautglättend) beimischt.

Schweiß, Schweißausbrüche

Schweißabsonderung kann sehr unangenehm sein, hat aber auch seinen Sinn, denn die Schweißdrüsen regulieren die Körperwärme. Wenn es jedoch öfter zu übermäßigen Ausbrüchen mit starker Absonderung kommt, ist das meist ein Hinweis auf eine Schwäche oder einen Mangel im Körper.
Mit Mineralsalzen kann diesem Übel weitgehend abgeholfen werden.

- ***Übermäßige Schweißbildung:*** *Natrium chloratum* D 6.
- ***Nachtschweiß:*** *Natrium chloratum* D 6, *Silicea* D 12.
- ***Übel riechender Schweiß:*** *Kalium phosphoricum* D 6, *Silicea* D 12.
- ***Sauer riechender Schweiß (bei Diabetes):*** *Natrium phosphoricum* D 6.
- ***Leicht ins Schwitzen kommen:*** *Natrium chloratum* D 6.
- ***Kopfschweiß:*** *Calcium phosphoricum* D 6; Vitamin E 400 i. E. täglich.
- ***Schweißausbrüche in den Wechseljahren:*** *Natrium chloratum* D 6, *Magnesium phosphoricum* D 6, Vitamin E 600 i. E. täglich.
- ***Fußschweiß:*** *Kalium phosphoricum* D 6, *Calcium phosphoricum* D 6, *Silicea* D 12.

> ***Hinweis:*** Bei stark riechendem Fußschweiß ist das tägliche Fußbad eine dringende Notwendigkeit. Um die Fußbäder besonders wirkungsvoll zu machen, ist der Zusatz von Eichenrinde zu empfehlen. Man fertigt aus 3 EL Eichenrinde und 1 Liter kochendem Wasser einen Aufguss, den man 10 Minuten ziehen lässt und dem Badewasser zugibt. Badedauer: 10–15 Minuten; nach dem Trocknen die Füße mit desodorierender Fußcreme oder mit Fußpuder behandeln.

Für äußerliche Anwendungen bei stark riechendem Achsel- und Körperschweiß sind heute vielerlei moderne Deo-Produkte auf dem Markt. Man sollte jedoch darauf achten, dass der Schweißabfluss nicht mit chemischen Mitteln unterdrückt wird.
Für die Behandlung der Achselhöhle sind die Deo-Kristallsteine (Alaunstein) sehr gut und am wirtschaftlichsten. Sie werden meist auch von empfindlichster Haut vertragen. Bereits vor vielen Jahren hat man diesen Stein als Blutstiller und Heilstein bei Rasur-Verletzungen verwendet.
Die folgenden Kräutertee-Mischungen können bei starker Schweißabsonderung jeweils über 3–4 Wochen sowohl getrunken wie auch zu Achselhöhlen-Waschungen verwendet werden.

Kräutertee-Mischung 1:
30 g Salbei
30 g Ysop
70 g Walnussblätter

Kräutertee-Mischung 2:
20 g Enzian
20 g Rosmarin
20 g Schachtelhalm
10 g Salbei

2 EL Tee-Mischung mit 1 Tasse kochendem Wasser anbrühen, 7 Minuten ziehen lassen und heiß trinken. 1 Tasse am Abend.

Schwellungen

Durch Prellungen: *Ferrum phosphoricum* D 12, *Kalium chloratum* D 6. Sofort nach Verletzung Eis auflegen.
Mit Bluterguss: *Kalium chloratum* D 6, *Calcium fluoratum* D 12, *Silicea* D 12; (Tabletten und Salben anwenden). Sofort nach Verletzung Eis auflegen.
Mit Eiterbildung: *Calcium sulfuricum* D 6, *Silicea* D 12.
Verhärtete, ältere Schwellungen: *Calcium fluoratum* D 12 und *Kalium chloratum* D 6 (Tabletten und Salben anwenden).
Äußerliche Anwendungen: Nach dem Eisauflegen kalte, feuchte Umschläge mit etwa 15–20 aufgelösten Mineralsalz-Tabletten und kaltem Wasser machen. Die Tablettensorte je nach Zustand wie oben vorgeschlagen wählen. Die Umschläge etwa 1 Stunde oder länger einwirken lassen. Sie können mehrmals täglich erfolgen. Danach *Silicea*-Salbe auftragen.
Bei Schwellungen und Schmerzen von Bauch-Organen (Darm, Leber, Galle, Magen) und Muskeln: »Heiße Sieben«

anwenden: 10 Tabletten *Magnesium phosphoricum* D 6 in heißem Wasser auflösen und trinken.
Äußerliche Anwendung: Heiße Umschläge mit etwa 15–20 aufgelösten Tabletten *Magnesium phosphoricum* D 6 und ½ Liter heißem Wasser auflegen, warm abdecken und Umschlag erst entfernen, wenn er sich kalt anfühlt. Diese Behandlung kann öfter wiederholt werden.
Ursache für die Schmerzen von einem Arzt feststellen lassen.

Schwielen

Sie entstehen durch Überbelastung. Zu ihrem Schutz bildet die Haut eine Hornschicht, die sich mit *Calcium fluoratum* D 12 und der richtigen Fußpflege wieder zurückbildet. *Calcium-fluoratum*-Salbe macht die Haut in kurzer Zeit weich und glatt.
Bei Entzündungen müssen *Calcium fluoratum* D 12, *Ferrum phosphoricum* D 12 und *Silicea* D 12 eingenommen werden. *Silicea*-Salbe zusätzlich verwenden.

Sommersprossen

Eine Langzeitbehandlung ist nötig mit *Kalium chloratum* D 6 und *Kalium sulfuricum* D 6 sowie B-Vitaminen, wobei Vitamin B_5 (Pantothensäure) das Wichtigste ist; aber meist fehlen auch die anderen B-Vitamine wie Folsäure und Niacin. Der beste Erfolg ist zu erwarten bei einer kombinierten Einnahme von den obigen Mineralsalzen und Vitamin-B-Komplex.

Äußerliche Anwendung: Bei der Verwendung von Kosmetik-Cremes kann 1 Tropfen ätherisches Öl der Zitrone beigemischt werden. Es hat eine leicht bleichende Wirkung auf die Sommersprossen und macht die Haut gesund und stabil.
Hellhäutige Menschen sollten direkte längere Sonnenbestrahlung meiden oder zumindest eine gute Sonnenschutz-Creme mit Lichtschutzfaktor 10 auftragen.
Vor einem längeren Aufenthalt in der Sonne ist außerdem die Einnahme von Vitamin A empfehlenswert, denn es macht die Haut weniger empfindlich gegenüber den Sonnenstrahlen. Die Apotheken bieten Produkte an, die speziell dafür hergestellt sind.

Sonnenallergie

(Überempfindlichkeit; auch »Mallorca-Akne« genannt.)
Zur Vorbeugung und bei allergischen Hauterscheinungen und typischen Symptomen: Vor einem längeren Aufenthalt in der Sonne (Urlaub) die Mineralsalze *Ferrum phosphoricum* D 12, *Natrium chloratum* D 6 und *Kalium sulfuricum* D 6 sowie hohe Dosen von Vitamin C (3000–4000 mg pro Tag) einnehmen. Dies zumindest während des Urlaubs beibehalten.
Vitamin C entgiftet Toxine, und ohne dieses Vitamin ist der Körper empfänglich für Allergene. Ebenso verhält es sich mit Vitamin A (1 g täglich) und Vitamin E (400 i. E. täglich). Sie sollten alle drei gleichzeitig eingenommen werden, um allergische Reaktionen zu vermeiden.
Äußerliche Anwendung: Umschläge mit 10–15 zerstoße-

nen Tabletten *Natrium chloratum* D 6 oder *Natrium phosphoricum* D 6 mehrmals am Tag für etwa ½ Stunde auflegen.

Zur Pflege der Haut sollten pH-neutrale Hautreinigungs- und Pflegeprodukte, die keine mineralischen Fette beinhalten, verwendet werden.

Aloe-Vera-Produkte sind eine Wohltat für die sonnenempfindliche Haut, kühlen und beruhigen sie und spenden die nötige Feuchtigkeit.

Direkte lange Sonnenbestrahlung vermeiden. Sonnenschutz-Produkte mit Lichtschutzfaktor 10 verwenden, jedoch keinen höheren Lichtschutzfaktor auftragen, da diese ungünstig für empfindliche Haut sind.

Möglichst Soft-Drinks (Cola, Fanta etc.) vermeiden, da sie viel Phosphor enthalten und ungünstig auf Sonnenallergien wirken.

Sonnenbrand

Im ersten Stadium mit starker Rötung: *Ferrum phosphoricum* D 12 und *Natrium chloratum* D 6.

Äußerliche Behandlung: Die beste Behandlung bei verbrannter Haut ist pures Lavendelöl. Man kann auch Jogurt mit 1 TL Lavendelöl vermischen und auf die Haut auftragen.

Eine dicke Schicht *Ferrum-phosphoricum*-Salbe oder *Natrium-chloratum*-Salbe mit einem feuchten kühlen Tuch darüber bringt ebenfalls Linderung. ½ Stunde einwirken lassen.

Bei starker Verbrennung (3. Grades): *Ferrum phosphori-*

cum D 12 und *Kalium phosphoricum* D 6, in 20-minütigem Abstand je 2 Tabletten einnehmen.
Äußerliche Behandlung: wie oben.
Bei Eiterbildung: *Calcium sulfuricum* D 6 und *Silicea* D 12.

Sonnenstich

Natrium chloratum D 6 und *Kalium phosphoricum* D 6 (alle 20 Minuten je 2 Tabletten lutschen), 3- bis 4-mal 1000 mg Vitamin C täglich einnehmen.
Mit Fieber: *Ferrum phosphoricum* D 12, *Kalium phosphoricum* D 6, *Natrium chloratum* D 6, je 2 Tabletten in 20 Minuten Abstand lutschen und 3- bis 4-mal 1000 mg Vitamin C täglich einnehmen. Viel Wasser trinken!

Talgdrüsen

Überfunktion zeigt sich in großen Poren, starker Fettabsonderung, Bildung von Mitessern und Hautunreinheiten: *Natrium phosphoricum* D 6, *Kalium sulfuricum* D 6 und *Silicea* D 12. (Siehe auch unter »Haut«.)

Tränensäcke

Kalium chloratum D 6, *Natrium chloratum* D 6 und *Silicea* D 12. (Siehe auch unter »Augen«.)

Übersäuerung

(Siehe »Acidose« und »Darmpilz«.)

Unterschenkel-Geschwüre

Die Geschwüre bilden sich als Folge venöser und arterieller Durchblutungsstörungen. Es sind vorwiegend Diabetiker und Menschen mit hohem Blutdruck davon betroffen. Auch Bewegungsarmut kann bei Veranlagung ein Auslöser sein.

Vorbeugung: *Calcium fluoratum* D 12, *Calcium phosphoricum* D 6, *Silicea* D 12; Sport und Bewegung an frischer Luft; täglich etwa 5 Minuten heiße und kalte Wechselduschen an den Beinen. (Siehe auch Pflegetipps unter »Besenreiser«.)

Behandlung von bereits länger bestehenden Wunden, die nicht heilen: *Calcium phosphoricum* D 6, *Natrium phosphoricum* D 6, *Silicea* D 12.

Offene Wunden mit Entzündung und Rötung: *Ferrum phosphoricum* D 12, *Kalium chloratum* D 6, *Kalium sulfuricum* D 6.

Mit Eiterung und übel riechender Absonderung: *Calcium sulfuricum* D 6 und *Silicea* D 12; wenn noch stark gerötet und Entzündungen auftreten: zusätzlich *Ferrum phosphoricum* D 12 nehmen.

Nach Abheilung sollten die Gefäße gestärkt und elastisch gehalten werden. Mit einer Langzeitbehandlung kann man erneuter Erkrankung vorbeugen.

Vitamin C 2000 mg und Vitamin E 400 i. E. täglich beschleunigen die Heilung ebenfalls und dienen der Ausscheidung von Stoffwechselgiften.

Die zwei folgenden Mineralsalz-Kombinationen eignen sich besonders gut für eine Langzeitbehandlung und bringen bei wöchentlicher Abwechslung besonders gute Ergebnisse:

- ***1. Woche:*** *Calcium fluoratum* D 12, *Calcium phosphoricum* D 6 und *Silicea.*
- ***2. Woche:*** *Kalium phosphoricum* D 6, *Magnesium phosphoricum* D 6 und *Natrium phosphoricum* D 6.

Dann wieder von vorne, und zwar alle 2 Stunden von jeder Sorte 2 Tabletten einnehmen. Diese Dosierung ist für mindestens 4 Wochen notwendig. Danach kann man sie auf 3-mal je 2 Tabletten täglich umstellen und sehr lange beibehalten. Vorteilhaft ist die gleichzeitige Einnahme der Vitamine C und E.

Hier noch eine ***Kräutertee-Mischung***, die die Gesundung von Unterschenkelgeschwüren unterstützt:

40 g Schachtelhalm
50 g Pfefferminze
25 g Bergschafgarbe
50 g Kamille
25 g Beinwell

1 EL Tee mit 1 Tasse kochendem Wasser anbrühen, 10 Minuten ziehen lassen und noch heiß trinken, 3 Tassen über den Tag verteilt, immer frisch zubereitet.

Verbrennungen

Erste Hilfe: *Natrium phosphoricum* D 6, Tabletten innerlich und äußerlich anwenden; dazu, je nach Größe der

Wunde, einige Tabletten zerstoßen und direkt auf die Wunde streuen.
Mit 20 aufgelösten Tabletten in etwa 1/2 Liter abgekochtem Wasser können Umschläge über 1/2 Stunde mehrmals am Tag aufgelegt werden.
Ein weiteres hervorragendes Erste-Hilfe-Mittel ist Lavendelöl, das pur oder mit etwas Bio-Jogurt vermischt auf die Wunden aufgetragen wird. Das verschafft Linderung und beschleunigt die Heilung.
Bei Entzündung und Blasenbildung: *Ferrum phosphoricum* D 12, *Natrium chloratum* D 6.
Bei Eiterbildung: *Calcium sulfuricum* D 6 und *Silicea* D 12.
Zur Vermeidung wulstiger Narben (Keloidose): *Calcium fluoratum* D 12, *Kalium chloratum* D 6, *Silicea* D 12; ***äußerlich:*** *Calcium-fluoratum*-Salbe.
Die Vitamine C und E beschleunigen die Heilung zusätzlich und sorgen für flache Narben.

Verstopfung

Bei hartnäckiger Verstopfung hilft ein einfaches Mittel: Essen Sie morgens eine Banane! Sie wirkt als Gleitmittel.

Warzen (Verruca-Warzen)

Das sind kleine kugelige Hautwucherungen mit verhornter Oberhaut.
Verhärtet, lange bestehend: *Calcium fluoratum* D 12, *Silicea* D 12; dazu Vitamine A und E über längere Zeit einnehmen.

Äußerliche Behandlung: Sowohl das Auftragen von Vitamin A oder E (Kapselinhalt auf Pflaster tropfen und auf Warze kleben), Arnika-Tinktur und Speichel haben zum Verschwinden von Warzen geführt. Dies ist genauso geheimnisvoll wie ihr Erscheinen!
Wenn Speichel auf die Warze aufgetragen wird, so muss das morgens vor dem Zähneputzen geschehen. Nach etwa 8–10 Tagen ist die Warze meist verschwunden.

Wunde Haut

Bei Fließschnupfen: *Natrium chloratum* D 6, *Calcium sulfuricum* D 6; Nase mit etwas Melkfett oder Calendula-Creme (von Weleda) pflegen.
Bei Säuglingen und Kleinkindern: *Natrium phosphoricum* D 6, *Calcium phosphoricum* D 6, *Ferrum phosphoricum* D 12.
Äußerliche Behandlung: Sojaöl mit ein paar Tropfen Lavendelöl heilt wunde Babyhaut auf gesunde und milde Weise.
Bei Eiterbildung: *Ferrum phosphoricum* D 12, *Silicea* D 12.

Wunden

Schnitt-, Biss-, Kratz- und Schürfwunden: *Ferrum phosphoricum* D 12, (alle 10 Minuten 1 Tablette einnehmen und äußerlich einige Tabletten zerstoßen und auf die Wunde streuen).
Bei Eiterentwicklung: *Calcium sulfuricum* D 6 und *Silicea* D 12.

Bei starken Schmerzen: *Ferrum phosphoricum* D 12, *Kalium phosphoricum* D 6 und *Magnesium phosphoricum* D 6.
Äußerliche Anwendung: für Umschläge 20 Tabletten in ½ Liter abgekochtem Wasser auflösen und Kompresse auflegen.
(Siehe auch unter »Haut«, »Narben« und »Unterschenkel-Geschwüre«.)

Zähne

Mineralsalze sind sowohl für die Erhaltung als auch für den Aufbau gesunder Zähne im Kindesalter hervorragend geeignet. Sie können ohne Bedenken während der Schwangerschaft zur Erhaltung der Zähne und auch Säuglingen verabreicht werden, wenn die ersten Schwierigkeiten beim Zahnen auftreten.
Am wichtigsten sind *Calcium fluoratum* D 12, *Calcium phosphoricum* D 6 und *Magnesium phosphoricum* D 6.
Karies: *Calcium fluoratum* D 6, *Calcium phosphoricum* D 6, *Silicea* D 12, *Natrium chloratum* D 6; bei kariösen Zähnen von Kindern sollte eine Langzeit-Behandlung mit diesen Mineralsalzen über Jahre durchgeführt werden.
Medizinische Kaugummis sorgen für saubere Zähne und den Säureausgleich in der Mundhöhle, was vor allem nach dem Verzehr von Süßigkeiten und Obst wichtig ist. (Siehe dazu auch unter »Karies«.)
Parodontose (Zahnfleischschwund und Lockerung der Zähne): *Calcium fluoratum* D 12 und *Calcium phosphoricum* D 6; wenn diese Mineralsalze bereits in jüngeren Jahren,

solange die Zähne und das Zahnfleisch noch gesund sind, eingenommen werden, kann die Parodontose meist ganz vermieden werden. Bei bereits vorhandener Parodontose und losen Zähnen kann mit diesen Mitteln eine enorme Verbesserung des Zustandes erzielt werden. Die Zähne sitzen nach einigen Monaten der Einnahme wieder fester, und das Zahnfleisch schwindet nicht weiter. Hin und wieder kann *Kalium phosphoricum* D 6 und *Magnesium phosphoricum* D 6 ergänzend genommen oder damit abgewechselt werden, da diese Mittel für die Gesunderhaltung der Zähne ebenfalls äußerst wichtig sind. (Siehe dazu auch unter »Parodontose«.)

Vergilben der Zähne durch Nikotin, Tee oder Kaffee: *Calcium phosphoricum* D 6, *Kalium phosphoricum* D 6, *Silicea* D 12. Zähne putzen mit Spezialzahncreme gegen Zahnbelag und Verfärbungen (z. B. »Settima«) oder 2-mal wöchentlich eine Messerspitze Backpulver zu der Zahnpasta geben, das die Zähne weißer macht.

Zahnstein: *Kalium phosphoricum* D 6, *Natrium chloratum* D 6; sollte regelmäßig entfernt werden, da er den Zahnschmelz angreift.

Zur Härtung des Zahnschmelzes: *Calcium phosphoricum* D 6, *Magnesium phosphoricum* D 6.

Zahnfleischbluten: *Ferrum phosphoricum* C 12, *Kalium phosphoricum* D 6, *Kalium chloratum* D 6.

Wenn Sie sofort schöner sein wollen ...

Mit ein paar Tipps und Tricks für die schnelle Schönheit und in Notfällen möchte ich mein Buch beenden. Sie sind meist sehr beliebt und oft ein Retter in der Not. Wer kennt es nicht: Man freut sich schon lange auf einen bestimmten Anlass und – o weh, der Pickel mitten auf der Nase ... oder man hat ausgerechnet in der Nacht zuvor besonders schlecht geschlafen und sieht müde und grau aus. Da bleibt dann oft keine Zeit, um die Wirkung von eingenommenen Präparaten abzuwarten. Da müssen Erste-Hilfe-Maßnahmen her!

Die wichtigsten und wirksamsten, die ich während meiner Tätigkeit als Kosmetikerin und Visagistin in Erfahrung gebracht habe, sollen Ihnen in bestimmten Situationen aus der Klemme helfen.

Pickel

Das Drücken der befallenen Stelle ist tabu, wenn man den Hautfehler rasch vertuschen will, es sei denn, der Pickel hat bereits eine hellgelbe Spitze, die sich ganz leicht öffnen und entleeren lässt.

Tropfen gegen gerötete Augen nehmen auch Pickeln die Rötung.

Geben Sie einige Tropfen auf einen kleinen Wattebausch

und drücken Sie diesen für etwa 1–2 Minuten auf den Pickel. Was dann noch zu sehen ist, kann mit etwas weißer Zahnpasta abgedeckt werden. Dann durch leichtes Klopfen mit den Fingerspitzen Make-up darüber tupfen.

Geschwollene Augen und Wangen, Tränensäcke

Kühle feuchte Umschläge tun gut und beruhigen. Jedoch bietet eine Hämorridencreme aus der Apotheke die absolute Soforthilfe.

Die Creme dünn auf das Gesicht auftragen. Die verjüngende Wirkung ist bereits nach wenigen Minuten zu sehen. Schwellungen und Rötungen verschwinden, die Haut bekommt neue Spannkraft. Danach kann Make-up aufgelegt werden.

Hinweis: Diese Maßnahme ist nicht für die tägliche Anwendung gedacht, sondern lediglich zu besonderen Anlässen oder in »Notfällen«.

Auch feuchte Teebeutel, die zuerst mit warmem, dann mit kaltem Wasser durchspült werden, bringen rasche Erfrischung für die Augen. Sie werden 5–7 Minuten aufgelegt. Es sollte nur schwarzer oder grüner Tee und kein Kräutertee benützt werden.

Gurken- oder rohe Kartoffelscheiben sind ebenfalls sehr kühlend und abschwellend.

Eine zweite wirkungsvolle Schnell-Behandlung und wenn noch etwas Zeit für eine Gesichtspackung bleibt, ist die folgende: Mischen Sie etwas Jojoba-, Oliven- oder Weizenkeimöl (noch besser: Lebertran) mit ½ Würfel Backhefe oder 1 Päckchen Trockenhefe, die vorher mit etwas Tee zu einer Paste verrührt wird. Tragen Sie diese Maske auf Gesicht und Hals auf, lassen Sie sie mindestens 30 Minuten einwirken, und waschen Sie sie mit kaltem Wasser ab. Diese Maske hat eine stark verjüngende Sofortwirkung. Danach Feuchtigkeitscreme und nach Wunsch Make-up auftragen.

Diese Maske ist sehr gesund für die Haut und kann 1- bis 2-mal wöchentlich angewendet werden, auch bei Akne und unreiner Haut.

Herpes-Bläschen an den Lippen

Nehmen Sie im 20-Minuten-Takt je 1 Tablette *Ferrum phosphoricum* und *Kalium chloratum.*

Als Sofort-Maßnahme befeuchten Sie eine »Aspirin«-Tablette und halten sie mit leichtem Druck für etwa 2–3 Minuten auf die Herpes-Bläschen.

Bei »Aspirin«-Empfindlichkeit kann eine pulverisierte Mineralsalz-Tablette *Ferrum phosphoricum* D 12 auf die Bläschen gegeben werden. Das heilt zwar sehr gut, dauert aber etwas länger.

Nach beiden Behandlungsmethoden etwas Teebaumöl (auch auf die Umgebung) auftupfen. Nach dem Trocknen kann vorsichtig mit Abdeckstift oder Make-up abgedeckt werden.

Müdes, welkes Aussehen

Die Party naht, und Sie haben ausgerechnet letzte Nacht schlecht oder zu wenig geschlafen oder gar zu viel getrunken.

Geben Sie Ihrem Gesicht ein paar Wechselduschen. Halten Sie den Kopf über das Waschbecken, und lassen Sie zuerst warmes, dann kaltes Wasser für jeweils etwa 20 Sekunden mehrere Male über Ihr Gesicht rinnen. Mit kaltem Wasser beenden. Klopfen Sie nun eine Feuchtigkeitscreme in die Haut, die Sie mit einem Tropfen Vitamin A (aus der Kapsel drücken) vermischen. Das belebt die Haut sofort und verleiht ihr einen frischen Ton. Im Anschluss daran kann Make-up aufgelegt werden.

Wenn Sie etwas mehr Zeit aufwenden können, dann wenden Sie die in diesem Kapitel unter »Geschwollene Augen und Wangen, Tränensäcke« beschriebene straffende Packung mit Hefe und Öl an.

Register